NEUROANATOMOFISIOLOGIA FUNDAMENTAL

GLÁUCIO DIRÉ FELICIANO

NEUROANATOMOFISIOLOGIA FUNDAMENTAL

Freitas Bastos Editora

Direção Editorial: Isaac D. Abulafia
Gerência Editorial: Marisol Soto
Diagramação e Capa: Madalena Araújo

Dados Internacionais de Catalogação na Publicação (CIP)
de acordo com ISBD

F314n	Feliciano, Gláucio Diré Neuroanatomofisiologia Fundamental / Gláucio Diré Feliciano. - Rio de Janeiro, RJ : Freitas Bastos, 2023. 192 p. : 15,5cm x 23cm. ISBN: 978-65-5675-274-7 1. Neurologia. 2. Neuroanatomofisiologia. I. Título.	
2023-440		CDD 616.8 CDU 616.8

Elaborado por Vagner Rodolfo da Silva - CRB-8/9410

Índice para catálogo sistemático:
1. Neurologia 616.8
2. Neurologia 616.8

Freitas Bastos Editora
atendimento@freitasbastos.com
www.freitasbastos.com

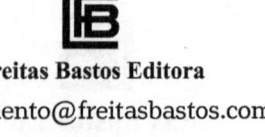

SUMÁRIO

APRESENTAÇÃO

A história da neurociência é uma fantástica coletânea de memórias ao longo da história, desde as antigas mumificações egípcias até a pesquisa científica do século 18 sobre glóbulos e neurônios, existem evidências da prática da neurociência ao longo de todo o período da história dos povos antigos. As primeiras civilizações careciam de meios adequados para obter conhecimento sobre o cérebro humano, na verdade, as suas suposições sobre o funcionamento interno da mente, portanto, não eram precisas. Os primeiros pontos de vista sobre a função do cérebro consideravam-no uma espécie de recheio do crânio. No antigo Egito, do final do Império Médio em diante, em preparação para a mumificação, o cérebro era regularmente removido, pois era o coração que se supunha ser a sede da inteligência. Nos cinco mil anos posteriores, essa visão foi modificada, pois o cérebro passou a ser reconhecido como a sede da inteligência. No entanto, todas as informações adquiridas ao longo dos séculos e as memórias construídas registradas dependem do estudo dos vestígios presentes do passado; as coisas deixadas para trás como artefatos, equipamentos, documentos escritos, livros de dados, fotografias etc. A história, em todas as suas definições, é parte integrante da neurociência. Cada vez que falamos sobre o cérebro, fazemos um experimento ou escrevemos um artigo de pesquisa, estamos envolvidos na história da construção e da consolidação de memórias. Cada experiência publicada torna-se um documento histórico, baseando-se em pesquisas anteriores, procedimentos desenvolvidos no passado e deste modo, à medida que novos dados são publicados, eles se tornam história e se incorporam às histórias da vida planetária. Para ser transparente e passível de replicação, cada experimento requer seu próprio arquivo histórico. Estudar a consciência nos séculos anteriores foi limitado principalmente a métodos subjetivos de investigação, enquanto técnicas mais modernas de imagem cerebral permitem observações objetivas de aspectos fundamentais da consciência e da experiência subjetiva. O conhecimento baseado em evidências científicas nos permite compreender que as redes cerebrais conhecidas como sistema de consciência envolvem e dependem fortemente de estruturas corticais e subcorticais. Para mencionar alguns, descobriu-se que a ínsula anterior e grandes áreas no córtex de associação, bem como estruturas subcorticais no tronco cerebral superior, estão relacionadas à consciência. A conectividade dentro e entre essas áreas é um aspecto importante do sistema de consciência, portanto, deve-se ter uma perspectiva holística das áreas corticais e subcorticais e dos neurotransmissores para buscar uma compreensão abrangente da consciência humana e não humana. Muitos filósofos da mente contemporâneos afirmam que muito do que a neurociência pesquisou falhou na compreensão da consciência devido ao seu foco em aspectos, principalmente, objetivos. A neurociência, portanto, não foi capaz de explicar como o processamento objetivo pode dar origem a uma experiência subjetiva de estar consciente. Esses argumentos de falha do reducionismo ou lacuna explicativa visam ressaltar que é desafiante entender a consciência de forma holística ao estudar redes neurais que são, de fato, apenas partes da própria consciência. Atualmente, várias teorias neurocientíficas visam abordar os argumentos da filosofia de maneiras diferentes, cada uma incorporando diferentes explicações sobre porque a consciência existe e como ela emerge de processos puramente objetivos. Todas essas teorias estão sustentadas por uma grande rede de memórias históricas, as quais fomentam argumentos e evidências, ao mesmo tempo em que conduzem a novas dúvidas e a um mecanismo de retroalimentação positiva e incansável em se compreender os processos mentais e comportamentais. Essa obra convida a uma busca de conhecimento no âmbito da neurociência, a nossa própria história de vida, como humanidade, no planeta e no universo.

CAPÍTULO 1

INTRODUÇÃO AO ESTUDO DA NEUROCIÊNCIA

1.1 UMA VISÃO GERAL DO SISTEMA NERVOSO

Ao se perguntar sobre o que é o sistema nervoso central (SNC), basicamente a resposta refere-se ao fato de que o sistema nervoso central consiste no encéfalo e na medula espinhal. Nesse contexto, o cérebro é a maior estrutura do encéfalo, o qual é protegido pelo crânio (a cavidade craniana) e a medula espinhal estrutura localizada abaixo do encéfalo, localizada no centro da coluna vertebral, finaliza-se como um cilindro mais compacto na região lombar da parte inferior das costas.

O cérebro e a medula espinhal estão alojados dentro de uma membrana protetora de três serosas denominadas meninges.

O sistema nervoso central foi exaustivamente estudado por anatomistas e fisiologistas, mas ainda guarda muitos segredos; ele controla nossos pensamentos, movimentos, emoções e desejos. Ele também controla nossa respiração, frequência cardíaca, liberação de alguns hormônios, temperatura corporal e muito mais.

A retina, o nervo óptico, os nervos olfativos e o epitélio olfatório são considerados, por alguns autores, parte do SNC ao lado do cérebro e da medula espinhal. Isso ocorre porque eles se conectam diretamente com o tecido cerebral sem fibras nervosas intermediárias.

O sistema nervoso é responsável por coordenar ações somáticas e viscerais do corpo, além promover com que o organismo seja capaz de se relacionar com o ambiente externo. O sistema que rege todos os outros sistemas, contribuindo de modo essencial para a manutenção da homeostase.

O cérebro é o órgão mais complexo do corpo humano; o córtex cerebral (a parte mais externa do cérebro e a maior parte em volume) contém cerca de 15 a 33 bilhões de neurônios, cada um dos quais conectado a milhares de outros neurônios. No total, cerca de 100 bilhões de neurônios e 1.000 bilhões de células gliais (suporte) compõem o cérebro humano. Nosso cérebro usa cerca de 20% da energia total do nosso corpo. O cérebro é o módulo de controle central do corpo e coordena a atividade. Do movimento físico à secreção de hormônios, à criação de memórias e à sensação de emoção.

Para realizar essas funções, algumas seções do cérebro têm funções específicas. No entanto, muitas funções superiores como raciocínio, solução de problemas e criatividade envolvem diferentes áreas trabalhando juntas em redes.

O sistema nervoso é uma rede complexa de nervos e células nervosas (neurônios) que transportam sinais ou mensagens de e para o cérebro e a medula espinhal para diferentes partes do corpo. É formado pelo sistema nervoso central e pelo sistema nervoso periférico.

O cérebro controla a maioria das funções do corpo, incluindo consciência, movimentos, sensações, pensamentos, fala e memória. A medula espinhal está conectada ao cérebro no tronco cerebral e é coberta pelas vértebras da coluna vertebral. Os nervos saem da medula espinhal para ambos os lados do corpo. A medula espinhal transporta sinais entre o cérebro e os nervos no resto do corpo. O sistema nervoso periférico (SNP) é a parte do sistema nervoso fora do SNC. É composto de nervos e gânglios que enviam e recebem sinais do SNC. O SNP é dividido em sistema nervoso somático e sistema nervoso autônomo. O sistema nervoso somático controla os movimentos do corpo que estão sob nosso controle, como caminhar. O sistema nervoso autônomo controla funções involuntárias que o corpo faz por conta própria, como respiração e digestão.

O sistema nervoso autônomo é subdividido em sistema nervoso simpático e parassimpático. O sistema nervoso simpático prepara o corpo para situações que requerem força e consciência intensificada ou situações que despertam medo, raiva, excitação ou constrangimento. Isso é chamado de resposta de luta ou fuga. Faz com que o coração bata mais rápido, faz você respirar mais rápido e superficialmente, dilata as pupilas e aumenta o metabolismo. O sistema nervoso parassimpático tem um efeito calmante no corpo. Ele retorna a frequência cardíaca e a respiração ao normal, contrai as pupilas e desacelera o metabolismo para economizar energia.

Figura 1: Destaque do sistema nervoso central (encéfalo e medula espinal e do sistema nervoso periférico (nervos, gânglios nervosos e terminações nervosas)

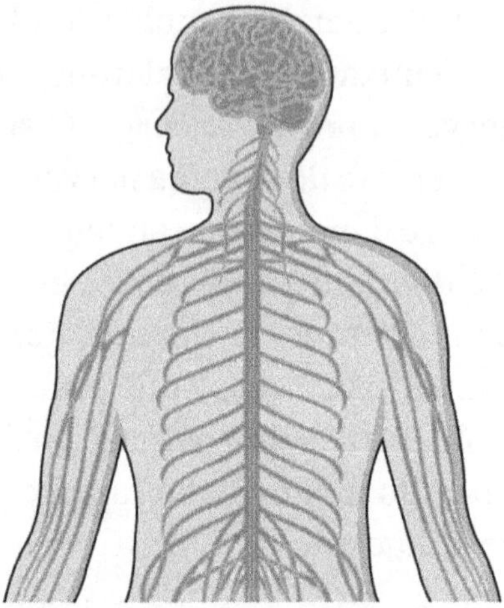

https://www.freepik.com/premium-vector/illustration-showing-central-nervous-system-human-body_33803577.htm#query=central-organ-human-nervous-system-brain&position=29&from_view=search&track=sph

O sistema nervoso central (SNC) é composto de componentes celulares organizados em uma estrutura complexa que é diferente de outros sistemas orgânicos. No nível macroscópico, o parênquima do SNC pode ser categorizado em dois componentes estrutural e funcionalmente únicos: substância cinzenta e substância branca. O SNC pode ser dividido em várias regiões anatômicas, cada uma com funções neurológicas ou cognitivas específicas. A doença ou dano a essas regiões produz déficits neurológicos ou cognitivos que se correlacionam com a localização anatômica e a extensão da doença. Existem várias maneiras de dividir essas estruturas. As principais divisões são cérebro, cerebelo, tronco encefálico e medula espinhal. A neuropatologia do desenvolvimento abrange uma ampla variedade de malformações cerebrais e deficiências funcionais causadas por distúrbios do desenvolvimento cerebral, manifestando-se desde o período embrionário até a adolescência e início da idade adulta. As manifestações neurológicas e psiquiátricas dos distúrbios do neurodesenvolvimento variam amplamente, dependendo dos sistemas neurais afetados e incluem manifestações diversas como epilepsia, retardo mental, paralisia cerebral, distúrbios respiratórios, ataxia, autismo e esquizofrenia. Em termos de morbidade e mortalidade, o espectro é extremamente amplo: os distúrbios mais leves do neurodesenvolvimento podem ser assintomáticos, enquanto as malformações mais graves geralmente levam à morte intrauterina ou neonatal. Este capítulo enfoca os distúrbios genéticos do desenvolvimento cerebral, causados por mutações de loci gênicos ou regiões cromossômicas com importantes funções de neurodesenvolvimento.

1.2 A NEUROCIÊNCIA EM CONTEXTO BIOPSICOSSOCIAL

A neurociência está amadurecendo, mas nem todos os seus avanços significam boas notícias para todos. Para alguns, a neurociência pode obliterar a suposição de que uma sociedade é baseada em pessoas racionais e autogovernadas totalmente responsáveis por suas ações, oferecendo em troca apenas uma visão mecanicista e reducionista de um coletivo feito de corpos irracionais, regidos por neurônios privados de livre arbítrio e responsabilidade moral e legal.

Começamos por estabelecer as promessas e os perigos da neurociência, ou seja, os fantásticos benefícios, mas também as preocupações suscitadas pelos avanços da neurociência.

Depois de determinar os diferentes tipos de preocupações que a neurociência coloca em nossas sociedades, vamos nos concentrar em uma dessas preocupações e começar por olhar para "os eus da neurociência", ou seja, os últimos progressos feitos pela neurociência sobre o eu e o livre arbítrio que comandamos e compare-os com "nossos eus", ou seja, nossas concepções populares de si e de seu livre arbítrio. Uma parte integrante desse argumento é a premissa de que existem muitas noções filosóficas diferentes de si mesmo (de livre arbítrio e responsabilidade) para ter certeza do que está realmente sendo desafiado pela neurociência e como está fundamentada essa suposta imagem de pessoas racionais e autogovernadas, totalmente responsável por suas ações. Outra parte importante do argumento são as descobertas da filosofia experimental e da psicologia social sobre as concepções populares do eu e do livre-arbítrio, que não parecem ser prejudicadas por novas evidências neurocientíficas. Concluímos que as provas estão sujeitas a muitas interpretações diferentes e que "o júri ainda não decidiu" nestas questões. Assim, talvez a neurociência sozinha seja incapaz de mudar a visão de mundo humanista e sua suposição da pessoa racional e autogovernada com livre arbítrio digno de responsabilidade moral e legal.

A neurociência promete uma compreensão científica cada vez mais completa e detalhada do cérebro. Embora as relações precisas entre cérebro, mente e comportamento permaneçam em debate, as partes interessadas geralmente concordam que entender como o cérebro funciona é útil para entender como a mente funciona. Por razões óbvias, então, muitos estão otimistas que atribuições de culpa mais refinadas e precisas surgirão à medida que a neurociência amadurece. Conforme detalhado acima, encontrar um agente culpado envolve fazer julgamentos sobre os processos mentais, estados e capacidades de um agente. Se a neurociência puder esclarecer como esses processos mentais funcionam, revelar quais estados mentais estiveram envolvidos na execução de uma ação ou fornecer evidências da capacidade (ou falta dela) de um agente no momento de uma suposta infração, então o campo será cada vez mais relevante às atribuições de culpabilidade jurídica e moral.

Esse otimismo deve ser temperado pelo realismo, no entanto, sobre o estado relativamente incipiente da neurociência e os limites correspondentes em seu valor probatório para julgar questões de culpabilidade. Mesmo que a neurociência possa iluminar as capacidades necessárias para a agência responsável, em geral, atualmente é difícil imaginar alguma "assinatura" neural uniforme que distinguiria de maneira confiável e categórica um ato voluntário de um involuntário, por exemplo, ou um ato cometido descuidadamente de um ato cometido propositadamente. Suponha que um motorista saia de sua faixa, causando um acidente com um ciclista adjacente, quanta culpa moral ou legal esse motorista carrega? A resposta parece depender de muitos fatores, incluindo se o desvio foi voluntário e se foi proposital ou meramente descuidado. Os fatos disponíveis podem estar relacionados a essas questões, mas a neurociência não parece especialmente bem posicionada para resolver muitas delas. Certamente a neurociência pode abrir linhas frutíferas de investigação: uma varredura cerebral pode revelar uma área lesionada, levantando a perspectiva de que o motorista não tinha os estados mentais necessários ou capacidades de responsabilidade no momento da guinada. No entanto, mesmo neste caso, a neuroevidência precisaria ser complementada com suporte comportamental e outros.

Parece claro que as evidências neurocientíficas moldarão cada vez mais a maneira como atribuímos culpa e punição em contextos morais e legais. Essa tendência tem ocorrido constantemente em julgamentos criminais há muitos anos, e não há razão para suspeitar que diminuirá. Nosso interesse comum em um mundo justo e pacífico dá grande valor à capacidade de determinar com precisão quem é culpado por quais atos; a utilidade potencial da neurociência para esse fim é inegável. No entanto, as descobertas neurocientíficas devem ser aplicadas com cautela, com atenção aos seus limites probatórios e com uma compreensão diferenciada do próprio conceito de culpabilidade.

CAPÍTULO 2

CÉLULAS DO SISTEMA NERVOSO

O sistema nervoso compreende dois grupos de células, células gliais e neurônios. Os neurônios são responsáveis por detectar mudanças em seu ambiente e se comunicar com outros neurônios por meio de sinais eletroquímicos. As células gliais trabalham para sustentar, nutrir, isolar os neurônios e remover os resíduos do metabolismo.

O neurônio é composto de vários componentes, o corpo celular ou soma contém o núcleo e as organelas intracelulares do neurônio (como as mitocôndrias e o aparelho de Golgi). É o centro do metabolismo neuronal. Ele também contém a Substância Nissl. Estes são grânulos contendo retículo endoplasmático rugoso e ribossomos livres, tornando-se o local de síntese de proteínas. Os dendritos são processos que se originam do soma e se estendem para fora. Eles transmitem sinais recebidos de outros neurônios para o soma. O axônio surge do soma, especificamente de uma área chamada de saliência do axônio, onde os potenciais de ação são iniciados. Os potenciais de ação são conduzidos ao longo do axônio até o terminal axônico. As células de Schwann isolam o axônio com bainha de mielina que facilita a rápida transmissão de potenciais de ação ao longo do axônio. O terminal axônico, distalmente os ramos axônicos, formam os terminais axônicos. Estes fazem conexões sinápticas com outros neurônios. Eles contêm vários neurotransmissores que são liberados nas sinapses para permitir a transmissão do sinal de um neurônio para o outro.

Figura 2: Neurônio, destacando o corpo celular com os dendritos e o axônio envolto pelas células de Schwann. Na extremidade do axônio, observa-se o terminal axônico ou os telodendros

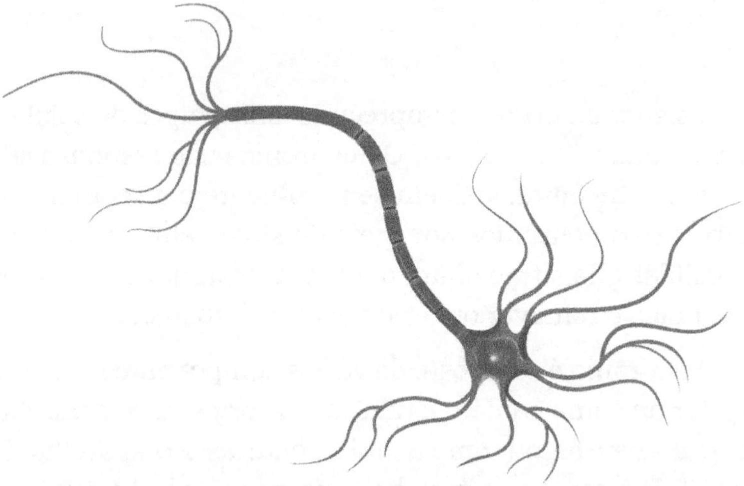

https://www.freepik.com/free-vector/neuron-anatomy-diagram-composition_26760199.htm#query=human-neuron-structure-brain-cell&position=3&from_view=search&track=sph

Células da glia

Os astrócitos são células gliais em forma de estrela dentro do cérebro e da medula espinhal, dependendo do método utilizado, constituem entre 20 e 40% de todas as células gliais. Eles têm inúmeras funções, incluindo:

1. **Suporte metabólico.**

   Os neurônios têm uma necessidade constante de nutrientes, como glicose, mas são incapazes de armazenar ou produzir glicogênio por conta própria. Isso é superado pelo fato de que os astrócitos armazenam glicogênio, que pode ser decomposto em glicose para fornecer combustível para os neurônios. Os astrócitos também podem armazenar lactato, que é útil como combustível durante períodos de alto consumo de energia ou isquemia.

2. **Regulação do ambiente iônico extracelular.**
   Altas concentrações extracelulares de íons como o potássio podem resultar em despolarização espontânea do neurônio. Os astrócitos, portanto, removem o excesso de íons de potássio do espaço extracelular após a ativação neuronal.

3. **Captação de neurotransmissores.**
   Os astrócitos contêm transportadores específicos para vários neurotransmissores, como o glutamato. Uma rápida remoção de neurotransmissores do espaço extracelular é necessária para o funcionamento normal dos neurônios.

4. **Modulação da transmissão sináptica.**
   Em algumas regiões do cérebro, por exemplo, o hipocampo, os astrócitos liberam ATP para aumentar a produção de adenosina, que por sua vez inibe a transmissão sináptica. Assim, a adenosina e outras substâncias liberadas pelas células gliais atuam como gliotra.

5. **Promoção da mielinização por oligodendrócitos.**
   Os oligodendrócitos são células responsáveis por isolar os axônios no sistema nervoso central. Eles realizam essa função produzindo uma bainha de mielina que envolve uma parte do axônio. Um único oligodendrócito tem a capacidade de mielinizar até 50 segmentos axonais. Eles são equivalentes às células de Schwann no sistema nervoso periférico.

As células microgliais representam entre 10 e 15% das células do cérebro e são de origem mesodérmica, ao contrário das outras células gliais que são de origem ectodérmica.

Essas células formam o sistema imunológico residente do cérebro. Eles são ativados em resposta ao dano tecidual e têm a capacidade de reconhecer antígenos estranhos e iniciar a fagocitose para remover materiais estranhos. Se necessário, a micróglia também é capaz de funcionar como células apresentadoras de antígenos.

As células ependimárias estão relacionadas com o epêndima que é o revestimento fino do sistema ventricular do cérebro e da medula espinhal. Este revestimento é constituído por células ependimárias, cujas membranas basais estão ligadas aos astrócitos. A principal função dessas células é a produção de líquido cefalorraquidiano (LCR) como parte do plexo coroide.

Suas superfícies apicais são cobertas por cílios e microvilosidades, que permitem a circulação e absorção do LCR, respectivamente.

Uma relevância clínica importante é o caso de astrocitomas, que são tumores intracranianos derivados de astrócitos e podem ocorrer em qualquer idade, embora sejam mais comuns no sexo masculino. Eles podem ser divididos com base em seu grau, que se refere ao grau de diferenciação celular:

- Grau baixo – Grau I e II, mais comum em crianças.
- Alto grau – Grau III e IV, mais comum em adultos.

Astrocitomas de baixo grau são tipicamente de natureza benigna e crescem lentamente. No entanto, os tumores de grau II têm o potencial de se tornarem malignos. Os astrocitomas de grau I são frequentemente encontrados no cerebelo e, como tal, tendem a apresentar sintomas relacionados ao equilíbrio e à coordenação. Tumores de grau II geralmente apresentam convulsões.

Os astrocitomas de alto grau geralmente crescem muito mais rapidamente do que os de baixo grau e geralmente são malignos. Devido à sua natureza invasiva, muitas vezes são difíceis de remover completamente cirurgicamente e frequentemente recorrem após o tratamento.

Um outro tipo de célula glial no SNC a ser discutido é a glial radial. Acredita-se que a glia radial seja um tipo de célula-tronco, o que significa que podem gerar outras células. Essas células são capazes de produzir neurônios, bem como outros tipos de células gliais, como astrócitos e oligodendrócitos. Seu papel como células-tronco, especialmente como criadoras de neurônios, as torna um alvo de interesse para pesquisadores que estão investigando como reparar danos cerebrais causados por lesões e doenças, ou seu papel à medida que o cérebro envelhece.

As células satélites são pequenas células da glia no SNP que funcionam cercando os neurônios nos gânglios sensoriais, simpáticos e parassimpáticos. Os gânglios são aglomerados de neurônios dentro do sistema nervoso autônomo, bem como do sistema sensorial. O sistema nervoso autônomo regula os órgãos internos, enquanto o sistema sensorial é importante para o funcionamento dos nossos sentidos. Acredita-se que essas células sejam semelhantes aos astrócitos no SNC, pois funcionam de maneira semelhante. O principal objetivo das células satélites é a regulação do ambiente que envolve os neurônios e acredita-se que forneçam suporte nutricional e proteção a esses neurônios.

Essas células também absorvem toxinas nocivas para que não danifiquem os neurônios, além de detectar e responder a lesões e doenças da mesma forma que a micróglia.

Conforme discutido anteriormente, as células da glia são especialmente importantes para o funcionamento geral e suporte dos neurônios. Portanto, se essas células forem danificadas de alguma forma, pode resultar em muitas complicações, dependendo das células que foram danificadas.

Distúrbios neurodegenerativos estão particularmente envolvidos em danos gliais. Há evidências de que a micróglia pode se tornar hiperativada, promovendo neuroinflamação que pode resultar nos depósitos característicos de proteínas tóxicas observadas na doença de Alzheimer.

Como a micróglia em particular está relacionada ao sistema imunológico, outras condições que estão ligadas à micróglia danificada incluem dor neuropática crônica e fibromialgia.

Se a micróglia for impedida de responder a lesões e doenças, isso pode resultar em dor crônica para os indivíduos. As células gliais, em geral, tendem a degenerar em várias doenças neurodegenerativas, portanto, a perda de células gliais pode contribuir para o comprometimento do aprendizado e da memória.

Anormalidades no processo de formação da bainha de mielina no SNC (através de oligodendrócitos) têm sido associadas a disfunções comportamentais e cognitivas devido ao enfraquecimento da sinalização dos neurônios. Essas disfunções têm o potencial de resultar em várias condições de saúde mental, como esquizofrenia e transtorno bipolar.

A disfunção na formação da bainha de mielina no SNP (através das células de Schwann) pode resultar em reflexos enfraquecidos, fraqueza, perda sensorial e, às vezes, paralisia. A síndrome de Guillain-Barre é uma doença desmielinizante periférica que afeta o SNP, em que o sistema imunológico ataca neurônios saudáveis no SNP. Isso pode resultar em sintomas como dormência, fraqueza e, às vezes, até a morte, se afetar os músculos envolvidos na respiração. Embora essa condição atinja os axônios dos neurônios, isso também danifica as células de Schwann e as torna redundantes.

A síndrome de Guillain-Barre pode ser tratada através de imunoglobulina intravenosa, que é um tratamento composto de doação de sangue que contém anticorpos saudáveis, a fim de evitar que anticorpos nocivos danifiquem os axônios dos neurônios.

Figura 3: Células nervosas. Na imagem destaca-se o neurônio, onde em seu corpo celular estão os dendritos, e em seu axônio é possível perceber a presença de oligodendrócitos formando a bainha de mielina. Em adicional, associados aos capilares encontram-se os astrócitos que formam a barreira hemato-encefálica, bem como as células ependimárias formando a barreira hemato-liquórica. Ao redor dos neurônios, as células da micróglia executam a função de defesa, fagocitando os antígenos. Entre os neurônios é possível observar uma sinapse do tipo axodendrítica

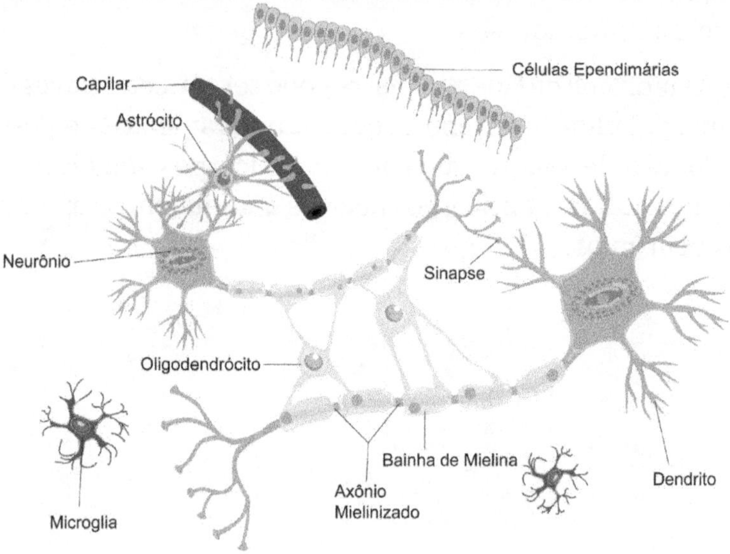

Fonte: Editora Freitas Bastos

As células nervosas, especialmente as do cérebro, embora possuam os mesmos componentes básicos, ou seja, corpo celular, axônio e dendritos, variam consideravelmente em forma. Assim, o axônio pode ser muito longo (nervo motor) ou curto (interneurônio), ou pode se dividir em dois (neurônios sensitivos). Da mesma forma, as junções sinápticas podem variar consideravelmente. Perto de suas terminações, os axônios podem se ramificar muitas vezes e, se forem mielinizados, perdem sua bainha de mielina. Nas sinapses, os finos ramos nus podem terminar em pequenas protuberâncias ou protuberâncias sinápticas, que fazem contato com o corpo celular de outro neurônio (sinapse axo-somática), ou com os dendritos (axo-dendrítico) ou com o axônio (axo-axonal). No cérebro, uma única fibra nervosa pode fazer sinapse com muitos outros neurônios e pode ter terminais pré-sinápticos de vários outros neurônios que a afetam; o sistema de interconexões pode, portanto, ser extremamente complexo.

CAPÍTULO 3

EMBRIOLOGIA DO SISTEMA NERVOSO

O cérebro é um órgão complexo composto de partes cinzentas e substância branca, que podem ser difíceis de distinguir. Partir de uma perspectiva embriológica permite entender mais facilmente como as partes se relacionam entre si. O sistema nervoso embrionário começa como uma estrutura muito simples, essencialmente apenas uma linha reta, que então se torna cada vez mais complexa.

Muitas estruturas que parecem adjacentes no cérebro adulto não estão conectadas, e as conexões existentes podem parecer arbitrárias. Mas há uma ordem subjacente ao sistema que vem de como as diferentes partes se desenvolvem. Seguindo o padrão de desenvolvimento, é possível aprender quais são as principais regiões do sistema nervoso.

No início, um espermatozoide e um óvulo se fundem para se tornar um óvulo fertilizado. O óvulo fertilizado, ou zigoto, começa a se dividir para gerar as células que compõem um organismo inteiro. Dezesseis dias após a fertilização, as células do embrião em desenvolvimento pertencem a uma das três camadas germinativas que dão origem aos diferentes tecidos do corpo. O endoderma, ou tecido interno, é responsável por gerar os tecidos de revestimento de vários espaços do corpo, como as mucosas dos sistemas digestivo e respiratório. O mesoderma, ou tecido intermediário, dá origem à maior parte dos músculos e tecidos conjuntivos. Finalmente, o ectoderma, ou tecido externo, desenvolve-se no sistema tegumentar (a pele) e no sistema nervoso. Provavelmente não é difícil ver que o tecido externo do embrião se torna a cobertura externa do corpo.

À medida que o embrião se desenvolve, uma porção do ectoderma se diferencia em uma região especializada do neuroectoderma, que é o precursor do tecido do sistema nervoso. Sinais moleculares induzem as células dessa região a se diferenciarem no neuroepitélio, formando uma placa neural. As células então começam a mudar de forma, fazendo com que o tecido se curve e dobre para dentro. Um sulco neural se forma, visível como uma linha ao longo da superfície dorsal do embrião. A borda semelhante a uma crista em ambos os lados do sulco neural é chamada de prega neural. À medida que as dobras neurais se juntam e convergem, a estrutura subjacente se forma em um tubo logo abaixo do ectoderma chamado tubo neural. As células das pregas neurais então se separam do ectoderma para formar um aglomerado de células conhecido como crista neural, que corre lateralmente ao tubo neural. A crista neural migra para longe do sistema nervoso central (SNC) nascente ou embrionário, que se formará ao longo do sulco neural e se desenvolverá em várias partes do sistema nervoso periférico (SNP), incluindo o tecido nervoso entérico. Muitos tecidos que não fazem parte do sistema nervoso também surgem da crista neural, como cartilagem e osso craniofacial e melanócitos.

Nesse ponto, o sistema nervoso inicial é um tubo simples e oco. Ele vai da extremidade anterior do embrião até a extremidade posterior. A partir de 25 dias, a extremidade anterior se desenvolve no cérebro e a porção posterior se torna a medula espinhal. Este é o arranjo mais básico de tecido no sistema nervoso e dá origem às estruturas mais complexas na quarta semana de desenvolvimento.

À medida que a extremidade anterior do tubo neural começa a se desenvolver no cérebro, ela sofre alguns alargamentos; o resultado é a produção de vesículas semelhantes a sacos. Semelhante ao animal balão de uma criança, o tubo neural longo e reto começa a assumir uma nova forma. Três vesículas se formam no primeiro estágio, chamadas de vesículas primárias. Essas vesículas recebem nomes baseados em palavras gregas, sendo que a raiz principal é encephalon, que significa "cérebro" (en- = "dentro"; kephalon = "cabeça"). O prefixo de cada um geralmente corresponde à sua posição ao longo do sistema nervoso em desenvolvimento.

O prosencéfalo (pros- = "na frente") é a vesícula mais à frente, e o termo pode ser traduzido livremente como prosencéfalo. O mesencéfalo (mes- = "meio") é a próxima vesícula, que pode ser chamada de mesencéfalo. A terceira vesícula neste estágio é o rombencéfalo. A primeira parte desta palavra é também a raiz da palavra losango, que é uma figura geométrica com quatro lados de igual comprimento (um quadrado é um losango com ângulos de 90°). Enquanto prosencéfalo e mesencéfalo se traduzem nas palavras em inglês prosencéfalo e mesencéfalo, não há uma palavra para "cérebro de quatro lados". No entanto, a terceira vesícula pode ser chamada de rombencéfalo. Uma maneira de pensar sobre como o cérebro é organizado é usar essas três regiões — prosencéfalo, mesencéfalo e rombencéfalo — que se baseiam no estágio primário de desenvolvimento da vesícula.

O cérebro continua a se desenvolver e as vesículas se diferenciam ainda mais. As três vesículas primárias tornam-se cinco vesículas secundárias. O prosencéfalo se expande em duas novas vesículas chamadas de telencéfalo e diencéfalo. O telencéfalo se tornará o cérebro. O diencéfalo dá origem a várias estruturas adultas; dois que serão importantes são o tálamo e o hipotálamo. No diencéfalo embrionário, desenvolve-se uma estrutura conhecida como cálice ocular, que eventualmente se tornará a retina, o tecido nervoso do olho chamado retina. Este é um exemplo raro de tecido nervoso se desenvolvendo como parte das estruturas do SNC no embrião, mas se tornando uma estrutura periférica no sistema nervoso totalmente formado.

O mesencéfalo não se diferencia em divisões mais finas. O mesencéfalo é uma região estabelecida do cérebro no estágio de vesícula primária de desenvolvimento e permanece assim. O restante do cérebro se desenvolve em torno dele e constitui uma grande porcentagem da massa do cérebro. Dividir o cérebro em prosencéfalo, mesencéfalo e rombencéfalo é útil para considerar seu padrão de desenvolvimento, mas o mesencéfalo é uma pequena proporção de todo o cérebro.

O rombencéfalo se desenvolve em metencéfalo e mielencéfalo. O metencéfalo corresponde à estrutura adulta conhecida como ponte e também dá origem ao cerebelo. O cerebelo (do latim que significa "pequeno cérebro") representa cerca de 10 por cento da massa do cérebro e é uma estrutura importante em si. A conexão mais significativa entre o cerebelo e o resto do cérebro está na ponte, porque a ponte e o cerebelo se desenvolvem a partir da mesma vesícula. O mielencéfalo corresponde à estrutura adulta conhecida como medula oblonga. As estruturas que vêm do mesencéfalo e do rombencéfalo, exceto o cerebelo, são consideradas coletivamente o tronco encefálico, que inclui especificamente o mesencéfalo, a ponte e o bulbo.

Enquanto o cérebro se desenvolve a partir do tubo neural anterior, a medula espinhal se desenvolve a partir do tubo neural posterior. No entanto, sua estrutura não difere do layout básico do tubo neural. É um cordão longo e reto com um pequeno espaço oco no centro. O tubo neural é definido em termos de suas porções anterior versus posterior, mas também possui uma dimensão dorsal-ventral. À medida que o tubo neural se separa do restante do ectoderma, o lado mais próximo da superfície é dorsal e o lado mais profundo é ventral. À medida que a medula espinhal se desenvolve, as células que compõem a parede do tubo neural proliferam e se diferenciam em neurônios e células gliais da medula espinhal. Os tecidos dorsais estarão associados às funções sensoriais e os tecidos ventrais às funções motoras.

O desenvolvimento embrionário pode ajudar na compreensão da estrutura do cérebro adulto porque estabelece uma estrutura sobre a qual estruturas mais complexas podem ser construídas. Primeiro, o tubo neural estabelece a dimensão ântero-posterior do sistema nervoso, que é chamada de neuroeixo. Pode-se dizer que o sistema nervoso embrionário em mamíferos tem um arranjo padrão. Os humanos (e outros primatas, até certo ponto) tornam isso complicado ao se levantar e andar sobre duas pernas. A dimensão ântero-posterior do neuroeixo cobre a dimensão superior-inferior do corpo. No entanto, existe uma grande curva entre o tronco encefálico e o prosencéfalo, que é chamada de flexão cefálica. Por causa disso, o neuroeixo começa em uma posição inferior, o final da medula espinhal e termina em uma posição anterior, a frente do cérebro. Se isso for confuso, imagine um animal de quatro patas em pé sobre duas pernas. Sem a flexão no tronco cerebral e na parte superior do pescoço, o animal estaria olhando para cima em vez de para frente.

Em resumo, as vesículas primárias ajudam a estabelecer as regiões básicas do sistema nervoso: prosencéfalo, mesencéfalo e rombencéfalo. Essas divisões são úteis em certas situações, mas não são regiões equivalentes. O mesencéfalo é pequeno em comparação com o mesencéfalo e particularmente o prosencéfalo. As vesículas secundárias passam a estabelecer as principais regiões do sistema nervoso adulto que serão seguidas neste texto. O telencéfalo é o cérebro, que é a maior parte do cérebro humano. O diencéfalo continua a ser referido por este nome grego, porque não há termo melhor para ele (dia- = "através de"). O diencéfalo está entre o cérebro e o resto do sistema nervoso e pode ser descrito como a região pela qual todas as projeções devem passar entre o cérebro e tudo o mais. O tronco cerebral inclui o mesencéfalo, a ponte e o bulbo, que correspondem ao mesencéfalo, metencéfalo e mielencéfalo. O cerebelo, sendo uma grande porção do cérebro, é considerado uma região separada.

Outro benefício de considerar o desenvolvimento embrionário é que certas conexões são mais óbvias por causa de como essas estruturas adultas estão relacionadas. A retina, que começou como parte do diencéfalo, está conectada principalmente ao diencéfalo. Os olhos estão logo abaixo da parte mais anterior do cérebro, mas o nervo óptico se estende de volta ao tálamo como o trato óptico, com ramificações em uma região do hipotálamo. Há também uma conexão do trato óptico com o mesencéfalo, mas o mesencéfalo é adjacente ao diencéfalo, de modo que não é difícil imaginar. O cerebelo origina-se do metencéfalo, e sua maior conexão de substância branca é com a ponte, também do metencéfalo. Existem conexões entre o cerebelo e a medula e o mesencéfalo, que são estruturas adjacentes no estágio de desenvolvimento da vesícula secundária. No cérebro adulto, o cerebelo parece próximo ao cérebro, mas não há conexão direta entre eles.

Outro aspecto das estruturas adultas do SNC que se relaciona com o desenvolvimento embrionário são os ventrículos, espaços abertos dentro do SNC por onde circula o líquido cefalorraquidiano. Eles são o remanescente do centro oco do tubo neural. Os quatro ventrículos e os espaços tubulares associados a eles podem ser ligados de volta ao centro oco do cérebro embrionário.

Figura 4: Desenvolvimento embrionário do sistema nervoso. Observe que a partir do ectoderma há a formação da goteira neural e das cristas neurais, bem como a partir da evolução do processo, a formação do tubo neural, que a partir da sua região anterior originam-se as vesículas denominadas de prosencéfalo, mesencéfalo e rombencéfalo

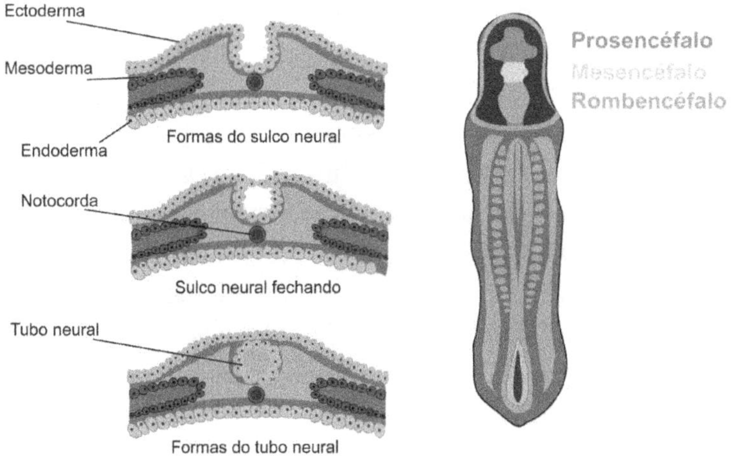

Fonte: Editora Freitas Bastos

A formação inicial do sistema nervoso depende da formação do tubo neural. Um sulco se forma ao longo da superfície dorsal do embrião, que se torna mais profundo até que suas bordas se encontrem e se fechem para formar o tubo. Se isso não acontecer, especialmente na região posterior onde se forma a medula espinhal, ocorre um defeito de desenvolvimento chamado espinha bífida. O fechamento do tubo neural é importante para mais do que apenas a formação adequada do sistema nervoso. Os tecidos circundantes são dependentes do desenvolvimento correto do tubo. Os tecidos conjuntivos que envolvem o SNC também podem estar envolvidos.

Existem três classes desse distúrbio: oculto, meningocele e mielomeningocele. O primeiro tipo, espinha bífida oculta, é o mais brando porque os ossos vertebrais não envolvem totalmente a medula espinhal, mas a própria medula espinhal não é afetada. Nenhuma diferença funcional pode ser notada, que é o que significa a palavra oculta; é espinha bífida oculta. Os outros dois tipos envolvem a formação de um cisto – um saco cheio de líquido dos tecidos conjuntivos que cobrem a medula espinhal chamados de meninges. "Meningocele" significa que as meninges se projetam através da coluna vertebral, mas os nervos podem não estar envolvidos e poucos sintomas estão presentes, embora complicações possam surgir mais tarde na vida. "Mielomeningocele" significa que as meninges se projetam e os nervos espinhais estão envolvidos e, portanto, sintomas neurológicos graves podem estar presentes.

Muitas vezes, é necessária uma cirurgia para fechar a abertura ou para remover o cisto. Quanto mais cedo a cirurgia puder ser realizada, melhores serão as chances de controlar ou limitar mais danos ou infecção na abertura.

Para muitas crianças com meningocele, a cirurgia aliviará a dor, embora possam sofrer alguma perda funcional. Como a forma de mielomeningocele da espinha bífida envolve danos mais extensos ao tecido nervoso, os danos neurológicos podem persistir, mas os sintomas geralmente podem ser controlados. As complicações da medula espinhal podem se apresentar mais tarde na vida, mas a expectativa de vida geral não é reduzida.

Figura 5: Espinha bífida e defeitos congênitos, doença infantil relacionada com transtornos no desenvolvimento do tubo neural. Observe na sequência das imagens a medula espinal normal, a espinha bífida oculta, a meningocele e a mielomeningocele

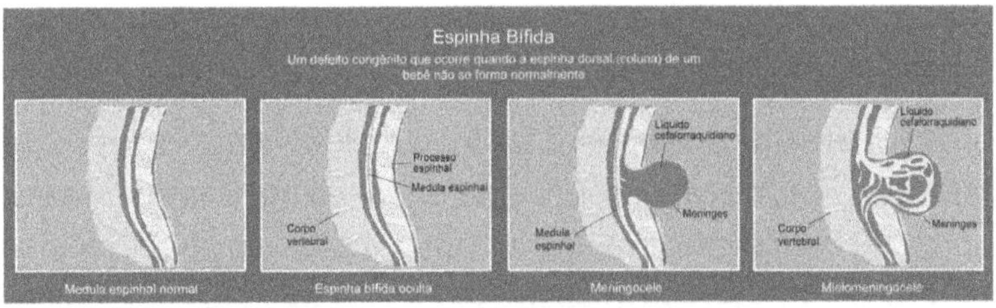

Fonte: Editora Freitas Bastos

3.1 ALTERAÇÕES SOB A PERSPECTIVA DA NEUROEMBRIOLOGIA

A neuroembriologia integrada à genética molecular fornece a chave para a compreensão das malformações congênitas do sistema nervoso. A moderna neuroembriologia ou ontogênese abrange não apenas a morfogênese descritiva clássica, mas também a programação genética molecular do desenvolvimento e a demonstração imunocitoquímica da maturação de proteínas neuronais e gliais em células individuais e sequências de biossíntese de neurotransmissores, formação de sinapses e mielinização. A neuroimagem e a maturação eletrocerebral, conforme determinado pelo eletroencefalograma (EEG) em bebês prematuros, contribuem com outros aspectos da ontogênese da formação cerebral normal e anormal que são particularmente relevantes para a neurologia clínica. A maturação refere-se ao crescimento, uma medida das características físicas ao longo do tempo, e desenvolvimento, a aquisição de funções metabólicas, reflexos, consciência sensorial, habilidades motoras, linguagem e intelecto. O desenvolvimento molecular, em contraste com a biologia molecular, refere-se à maturação da função celular por mudanças nas estruturas moleculares, como a fosforilação de neurofilamentos.

Nos neurônios, também inclui o desenvolvimento de um sistema de produção de energia que mantém ativamente um potencial de membrana em repouso, a síntese de moléculas secretoras como neurotransmissores e a formação de receptores de membrana. Os receptores de membrana respondem a vários transmissores nas sinapses, a uma variedade de moléculas tróficas e de adesão e, durante o desenvolvimento, a substâncias que atraem ou repelem axônios em crescimento em suas trajetórias intermediárias e finais. A biologia molecular é a base da ligação de uma sequência de DNA a um gene específico e um locus específico em um cromossomo específico e, finalmente, fazendo uma correlação com a função normal e uma doença específica.

Ao se analisar os loci genéticos conhecidos e mutações em malformações do sistema nervoso central (SNC) humano, é possível verificar que na maioria dos casos, as mutações afetam a programação genética das sequências espaciais e temporais dos processos de desenvolvimento. Os dados genéticos moleculares estão rapidamente se tornando disponíveis devido ao intenso interesse nesta chave para a compreensão da neuroembriologia, em geral, e da indução neural em particular. Outros aspectos de interesse investigativo atual incluem os papéis dos fatores neurotrópicos, hormônios, canais iônicos e sistemas de neurotransmissores no desenvolvimento do cérebro fetal. A manipulação genética em animais criou muitos modelos genéticos de malformações cerebrais humanas. Estes contribuem muito para a nossa compreensão das disgenesias humanas e fornecem informações sobre a patogênese da epilepsia e outros resultados funcionais das disgenesias.

A maturação progride em uma sequência previsível com tempo preciso. Os insultos que afetam adversamente o amadurecimento influenciam os eventos que ocorrem em um determinado momento. Algumas são breves (por exemplo, uma única exposição a uma toxina), enquanto outras agem durante muitas semanas ou durante toda a gestação (por exemplo, infecções congênitas, diabetes mellitus materna e defeitos genéticos ou cromossômicos). Mesmo insultos breves podem ter influências profundas no desenvolvimento posterior, interferindo nos processos essenciais para iniciar o próximo estágio de desenvolvimento. Muitas vezes, isso dificulta o momento de um evento adverso. O momento do início da expressão genética mutante ou da exposição embrionária ou fetal a uma toxina exógena teratogênica é um dos determinantes mais importantes da natureza e extensão das malformações cerebrais.

A formação do sistema nervoso começa com o processo chamado neurulação que segue a gastrulação e resulta no desenvolvimento do tubo neural. Durante a terceira semana de desenvolvimento, a notocorda secreta fatores de sinalização para induzir a transformação do ectoderma sobrejacente em neuroectoderma e a formação da placa neural. Através do dobramento e fechamento das pregas neurais, o tubo neural é formado. Na formação da medula espinhal, a placa basal, expressando amplamente Sonic hedgehog (Shh), induz a diferenciação de áreas motoras ventralmente, e a placa alar, expressando principalmente proteínas morfogênicas ósseas (BMPs) e fatores Wnt, induz a formação de áreas sensoriais dorsalmente. Deve-se notar que esses fatores de sinalização induzem o desenvolvimento apropriado ao longo de um gradiente de concentração com o envolvimento de fatores moduladores e outros fatores de sinalização não mencionados aqui; as placas e seus efeitos não são segregados.

As partes craniais do SNC são formadas a partir do prosencéfalo, mesencéfalo e rombencéfalo (cranial a caudal) que estão presentes durante a quarta semana de desenvolvimento. Na quinta semana, o prosencéfalo se desenvolve em telencéfalo e diencéfalo, e o rombencéfalo se torna o metencéfalo e o mielencéfalo. O telencéfalo acabará se tornando os hemisférios cerebrais e os núcleos da base; o diencéfalo se desenvolverá no tálamo, hipotálamo e retinas; o mesencéfalo dará origem ao mesencéfalo, incluindo os colículos superior e inferior; o metencéfalo se tornará a ponte e o cerebelo; o mielencéfalo formará a medula.

CAPÍTULO 4
BIOELETROGÊNESE

O neurônio é um dos principais tipos de células do sistema nervoso. Também é frequentemente chamado de célula nervosa. Os neurônios ajudam o corpo a detectar e responder às informações. Eles fazem isso transmitindo sinais de um lugar do corpo para outro.

Por exemplo, cada vez que a pessoa toca em algo, esse toque inicia um sinal elétrico na ponta de um neurônio próximo à sua pele. Este neurônio então carrega a informação para outros neurônios no cérebro para processamento. Quando o indivíduo deseja se mover, o cérebro envia sinais elétricos pelos neurônios para contrair os músculos do braço ou da perna. Existem cerca de 86 bilhões de neurônios no cérebro e outro bilhão na medula espinhal.

As partes de um neurônio são especializadas para produzir, receber e mover sinais elétricos. Normalmente, um neurônio recebe sinais em pequenos ramos chamados dendritos. Esses dendritos se projetam do corpo principal da célula. Os sinais elétricos descem por uma longa cauda chamada axônio. No final do axônio há outro conjunto de pequenas ramificações, chamado de terminal axônico.

Os sinais elétricos se movem ao longo do axônio como ondas de íons carregados positiva e negativamente. Estes entram e saem do axônio da célula, ondulando até o terminal. Lá, o neurônio passa a mensagem para outra célula por meio de sinais químicos.

Como os neurônios transmitem sinais de uma parte do corpo para outra, eles podem ficar muito longos. Na verdade, um único neurônio da base da medula espinhal até o dedão do pé pode ter mais de um metro de comprimento.

Uma membrana excitável tem um potencial estável quando não há corrente líquida de íons fluindo através da membrana. Dois fatores determinam o fluxo líquido de íons através de um canal iônico aberto: o potencial de membrana e as diferenças nas concentrações de íons entre os espaços intracelular e extracelular. Como as células têm potenciais intracelulares negativos, a força elétrica tenderá a direcionar íons carregados positivamente (cátions como sódio, potássio e cálcio) para o interior da célula. Portanto, as forças elétricas direcionarão um fluxo interno de íons sódio, potássio e cálcio e um fluxo externo de íons cloreto. A direção do movimento do íon produzido pela “força de concentração” depende das diferenças de concentração do íon entre os compartimentos intracelular e extracelular. Os íons sódio, cálcio e cloreto têm concentrações extracelulares mais altas em comparação com as concentrações intracelulares.

A concentração intracelular de potássio é maior que a concentração extracelular. As forças de concentração direcionam um fluxo interno de íons sódio, cálcio e cloreto e um fluxo externo de íons potássio. O potencial de membrana no qual as forças elétricas e de concentração são equilibradas para um determinado íon é chamado de equilíbrio ou potencial de Nernst para um determinado íon. No potencial de equilíbrio, os movimentos de corrente para dentro e para fora são equilibrados para um íon específico devido ao equilíbrio das forças elétricas e de concentração. Para um determinado cátion, em potenciais de membrana que são negativos em comparação com o potencial de equilíbrio, os íons fluem para dentro da célula, e em potenciais de membrana que são mais positivos do que o potencial de equilíbrio, a corrente transportada pelo íon específico fluirá para fora da célula. A direção do movimento da corrente para um íon específico sempre tende a trazer o potencial de membrana de volta ao potencial de equilíbrio para aquele íon específico.

O potencial de membrana representa um equilíbrio entre os potenciais de equilíbrio dos íons aos quais a membrana é permeável. Quanto maior a condutância de um íon, mais esse íon influenciará o potencial de membrana da célula. As principais condutâncias responsáveis pelo estabelecimento do potencial de repouso da membrana são as do cloreto, potássio e sódio. A condutância do cloreto é grande nas fibras musculares esqueléticas, nas quais é mediada pelos canais de cloreto do músculo esquelético. Fibras nervosas periféricas têm condutâncias de cloreto menores. No músculo esquelético, o cloreto é a condutância de membrana dominante, respondendo por aproximadamente 80% da condutância de membrana em repouso. Os canais de cloro no músculo esquelético são incomuns, pois são controlados pela presença de íons nos orifícios intracelulares e extracelulares, e não pelo potencial de membrana. O canal provavelmente se abrirá quando um íon cloreto se apresentar. As propriedades únicas de fluxo dos canais de cloreto resultam na distribuição dos íons cloreto através da membrana de acordo com o potencial da membrana.

Consequentemente, a condutância do cloreto não define o potencial de membrana. Em vez disso, a condutância do cloreto atua como um freio para dificultar a despolarização da membrana. Portanto, a condutância do cloreto fornece uma importante influência estabilizadora no potencial de membrana. O íon dominante no estabelecimento do potencial de repouso da membrana é o potássio. A condutância de potássio é responsável por aproximadamente 20% da condutância da membrana em repouso no músculo esquelético e é responsável pela maior parte da condutância em repouso em neurônios e fibras nervosas. Isso é atribuído principalmente aos canais iônicos não controlados, que são compostos de retificadores internos e canais de "vazamento lento". Os canais retificadores internos são responsáveis por manter o potencial de membrana na ausência de uma corrente elétrica de excitação. São os canais iônicos não controlados os responsáveis pelas diferenças na resposta elétrica de vários tipos de células. Por exemplo, os neurônios, que contêm canais iônicos não bloqueados para potássio, sódio e cloreto, têm um potencial de membrana em repouso que se desvia do potencial de Nernst calculado para K^+ (especialmente em baixas concentrações), enquanto as células gliais, que contêm canais iônicos não bloqueados apenas para potássio, têm um potencial de membrana em repouso que se aproxima do potencial de Nernst calculado para K^+.

A pequena quantidade de condutância de sódio no músculo esquelético em repouso, ou membrana nervosa, faz com que o potencial de membrana em repouso seja ligeiramente positivo ou despolarizado em comparação com o potencial de equilíbrio para o potássio. A classe específica de canal de potássio que determina o potencial de repouso da membrana é o canal de potássio retificador interno ou anômalo. A condutância de cálcio em repouso é extremamente pequena. Portanto, o cálcio não contribui para o potencial de repouso da membrana.

Durante um potencial de ação, os canais de Na^+ se abrem e a condutância de membrana dominante é a do

Na^+. Consequentemente, o potencial de membrana é aproximadamente o mesmo que o potencial de equilíbrio do Na^+.

Figura 6a: Potenciais de membrana. A partir da análise do gráfico nota-se que em decorrência da aplicação do estímulo, ocorre a despolarização da membrana com o aumento da permeabilidade da membrana aos íons de sódio (influxo de Na^+), uma vez que o potencial de ação seja atingido em torno de +40 mV, há a repolarização com o efluxo de potássio (K^+)

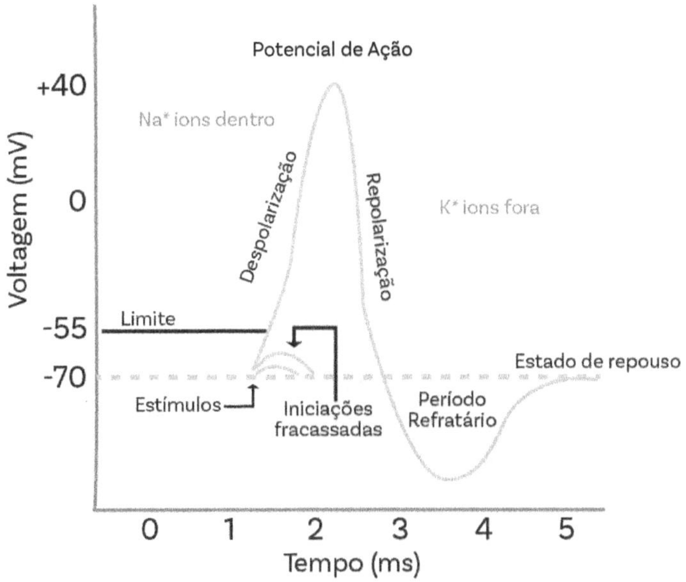

Fonte: Editora Freitas Bastos

Figura 6b: Propagação do Potencial de ação

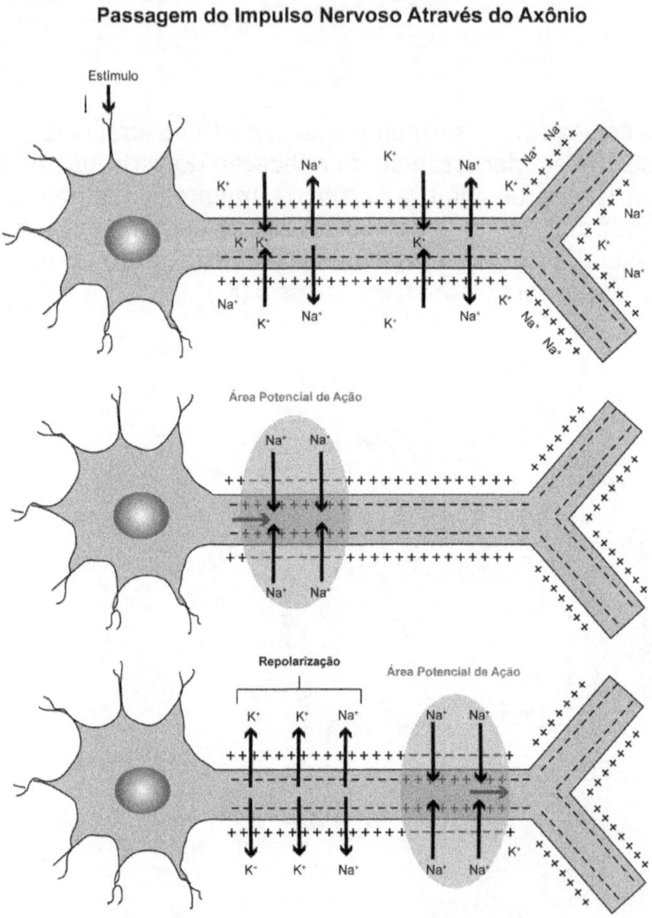

Fonte: Editora Freitas Bastos

Observe a passagem do impulso nervoso através do diagrama infográfico do axônio, incluindo polarização, potencial de repouso, despolarização, ação, repolarização.

Figura 6c: Potenciais de membrana

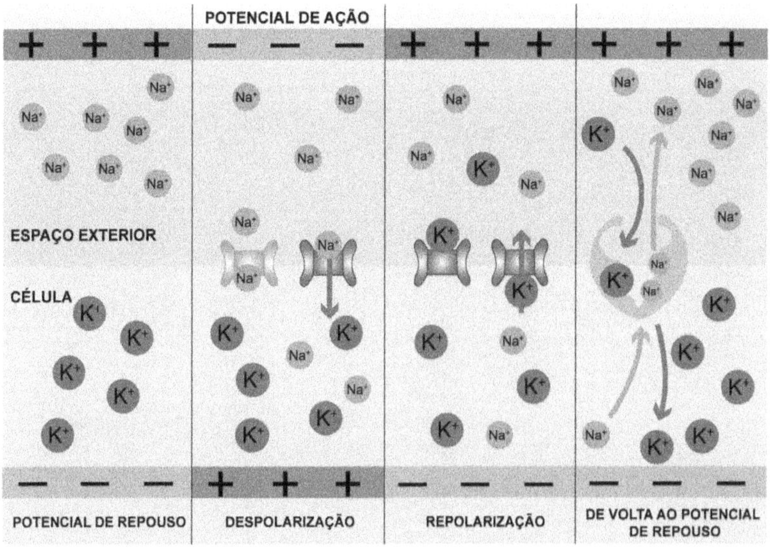

Fonte: Editora Freitas Bastos

Observe o potencial de repouso (membrana polarizada) na primeira coluna, na segunda coluna a despolarização, na qual ocorre o influxo de Na^+, onde há a deflagração do potencial de ação. Na terceira coluna note a repolarização, a qual ocorre a partir do efluxo de k^+ e na quarta coluna, o retorno ao potencial de membrana ou de repouso (polarização), a partir da participação da bomba de Na^+K^+ ATPase.

CAPÍTULO 5

SINAPSE

O cérebro humano é composto por aproximadamente 86 bilhões de neurônios que “conversam” entre si usando uma combinação de sinais elétricos e químicos (eletroquímicos).

As sinapses são representadas como componentes pré e pós-sinápticos separados, localizados em locais específicos nos segmentos. Cada segmento pode ter qualquer número de sinapses anatômicas de qualquer tipo e pode identificar quais outros segmentos para os quais é pré ou pós-sináptico. Uma sinapse pode se formar quando um axônio de um grupo cresce suficientemente perto de um elemento de um grupo-alvo. O “tipo” de sinapse pode ser uma propriedade de ambos os grupos. Tríades sinápticas ou sinapses seriais podem resultar dessas primitivas. As sinapses desempenham um papel funcional extremamente importante na formação de cérebros reais, mas atualmente as sinapses simuladas são quase puramente anatômicas, com poucas consequências fisiológicas e maturacionais.

Portanto, os locais onde os neurônios se conectam e se comunicam entre si são chamados de sinapses. Cada neurônio tem de algumas a centenas de milhares de conexões sinápticas, e essas conexões podem ser com ele mesmo, neurônios vizinhos ou neurônios em outras regiões do cérebro. Uma sinapse é composta de um terminal pré-sináptico e pós-sináptico.

O terminal pré-sináptico está no final de um axônio e é o local onde o sinal elétrico (o potencial de ação) é convertido em um sinal químico (liberação do neurotransmissor). A membrana terminal pós-sináptica está a menos de 50 nanômetros de distância e contém receptores especializados. O neurotransmissor rapidamente (em microssegundos) se difunde através da fenda sináptica e se liga a receptores específicos.

O tipo de neurotransmissor liberado do terminal pré-sináptico e os receptores específicos presentes no terminal pós-sináptico correspondente são críticos na determinação da qualidade e intensidade da informação transmitida pelos neurônios. O neurônio pós-sináptico integra todos os sinais que recebe para determinar o que fará a seguir, por exemplo, disparar um potencial de ação próprio ou não.

Em relação aos tipos de sinapses, pode considerar a sinapse axodendrítica que normalmente se forma quando a membrana do bulbo terminal de um axônio entra em contato com a de um dendrito. As sinapses axodendríticas são excitatórias ou inibitórias. As sinapses axodendríticas são o tipo mais comum de sinapse no SNC. Na sinapse axossomática o axônio faz sinapse diretamente com o soma, estes podem ser excitatórios ou inibitórios. Na sinapse axoaxônica o axônio se conecta com o axônio de outro neurônio, geralmente são inibitórios, pois tornam o neurônio receptor menos excitável. A do tipo dendro-dendrítico é àquela que ocorre entre dendrito e dendrito. A sinapse dendro-axônica um dendrito se comunica com o axônio (raro).

Há também a sinapse entre soma e outro soma. Na junção neuromuscular um axônio pode finalmente terminar em fibras musculares (sinapse mais comum no sistema nervoso periférico).

Em uma sinapse, a membrana do bulbo terminal forma a membrana pré-sináptica e a membrana dendrítica do neurônio receptor forma a membrana pós-sináptica, e a lacuna de potencial entre as duas é a fenda sináptica (geralmente cerca de 20-30 nm). A membrana pré-sináptica (isto é, a membrana do axônio) secreta neurotransmissores (NTs) ou mediadores químicos na fenda sináptica, e o NT atua na membrana pós-sináptica para mostrar o efeito desejado.

A função mais importante de uma sinapse química é sua capacidade de mostrar plasticidade sináptica, e essa é a propriedade fundamental dos neurônios que confere ao cérebro humano sua capacidade de memória, aprendizado e inteligência que, por sua vez, forma a base de todas as funções intelectuais superiores.

5.1 SINAPTOGÊNESE

As sinapses referem-se aos pontos de contato entre os neurônios onde a informação é passada de um neurônio para o outro. As sinapses geralmente se formam entre axônios e dendritos e consistem em um neurônio pré-sináptico, fenda sináptica e um neurônio pós-sináptico. Nas sinapses eletroquímicas, um impulso elétrico (chamado de potencial de ação) percorre toda a extensão do axônio. Uma vez que atinge o final do axônio, causa a liberação de neurotransmissores na fenda sináptica. Essas moléculas viajam pela fenda sináptica, onde interagem com receptores no neurônio pós-sináptico. Como resultado dessa interação, o neurônio pós-sináptico é potencializado (isto é, mais propenso a disparar um potencial de ação e "transmitir" a mensagem) ou inibido (isto é, menos propenso a disparar um potencial de ação). As junções comunicantes são outro tipo de sinapse encontrada no cérebro. São sinapses elétricas, nas quais a informação é passada diretamente de um neurônio para outro por meio de um impulso elétrico. Como se sabe menos sobre seu desenvolvimento e significado funcional, elas não são discutidas de modo mais expressivo. Embora seja difícil determinar quando as primeiras sinapses se formam no cérebro humano, algumas áreas do cérebro podem formar sinapses funcionais já na 15ª semana pré-natal. Na 23ª semana pré-natal, as sinapses começaram a se formar no córtex cerebral. A sinaptogênese continua durante todo o período pré-natal e os níveis máximos de sinapses não são atingidos até o período pós-natal. Este artigo enfoca a produção e eliminação de sinapses durante o desenvolvimento. No entanto, é importante observar que a formação e eliminação de sinapses ocorrem ao longo da vida e são os mecanismos pelos quais ocorre o novo aprendizado.

Uma característica fundamental da sinaptogênese normativa especificamente, é que há uma superprodução massiva de sinapses em todas as regiões do cérebro humano. Aproximadamente 40% mais sinapses são produzidas durante o desenvolvimento do que no cérebro adulto, e a quantidade dessa superprodução é notavelmente consistente em todas as regiões do cérebro. Diferenças topográficas existem, no entanto, no tempo de superprodução de sinapses. Por exemplo, a taxa de sinaptogênese no córtex visual atinge seu pico entre 2 e 4 meses após o nascimento, e o número máximo de sinapses é atingido em aproximadamente 8 meses. Por outro lado, o número máximo de sinapses no giro frontal médio não ocorre antes dos 12 a 15 meses de idade. Há evidências convincentes de que essa superprodução massiva de sinapses parece estar em grande parte sob controle genético. Por exemplo, quando os olhos de um macaco são removidos antes do nascimento para que nenhuma estimulação sensorial alcance o córtex visual, o número máximo de sinapses no córtex visual não é diferente do desenvolvimento típico. Assim, não parece que a experiência esteja desempenhando um papel na direção da formação de sinapses durante essa fase inicial de superprodução do desenvolvimento.

Dado que o cérebro infantil contém 40% mais sinapses do que o cérebro adulto, como e quando o número maduro de sinapses é alcançado durante o desenvolvimento? O número adulto de sinapses é alcançado por meio de um processo chamado poda sináptica, que se refere à perda de sinapses na ausência de morte celular.

5.2 MECANISMO SINÁPTICO

Como mencionado anteriormente, existem 2 tipos principais de sinapses: elétricas e químicas.

Nos mamíferos, a maioria das sinapses são químicas. As sinapses químicas podem ser diferenciadas das sinapses elétricas por alguns critérios distintos: elas usam neurotransmissores para retransmitir o sinal e vesículas são usadas para armazenar e transportar o neurotransmissor do corpo celular para o terminal; além disso, o terminal pré-sináptico terá uma membrana muito ativa e a pós-sináptica consiste em uma espessa membrana celular composta por muitos receptores. Entre essas duas membranas há uma fenda muito distinta (facilmente visualizada com microscopia eletrônica) e o neurotransmissor químico liberado deve se difundir por essa fenda para provocar uma resposta no neurônio receptivo. Por causa disso, o atraso sináptico, definido como o tempo que leva para a corrente no neurônio pré-sináptico ser transmitida ao neurônio pós-sináptico, é de aproximadamente 0,5 a 1,0 ms.

Isso é diferente da sinapse elétrica, que normalmente consiste em duas membranas localizadas muito mais próximas uma da outra do que em uma sinapse química. Essas membranas possuem canais formados por proteínas conhecidas como conexinas, que permitem a passagem direta de corrente de um neurônio para outro e não dependem de neurotransmissores. O atraso sináptico é significativamente menor em sinapses elétricas versus sinapses químicas.

O restante da discussão se concentrará nas sinapses químicas, que têm muita variação e diversidade próprias. Eles variam não apenas entre a forma e a estrutura, mas também a substância química que é transmitida. As sinapses podem ser excitatórias ou inibitórias e usam uma variedade de moléculas químicas e proteínas.

Vários tipos de neurotransmissores usados na comunicação sináptica, incluindo, entre outros:

Acetilcolina (ACh): Um dos neurotransmissores mais importantes encontrados em múltiplas sinapses no corpo, incluindo, mas não limitado a, junção neuromuscular, gânglios autônomos, núcleo caudado e sistema límbico. Geralmente, a ACh é um neurotransmissor excitatório na junção neuromuscular e nos gânglios autônomos. No cérebro, a ACh é sintetizada no núcleo basal de Meynert.

Norepinefrina (NE): A molécula mais importante na sinalização do sistema nervoso simpático, exceto para as glândulas sudoríparas. No cérebro, a NE é encontrada principalmente no locus coeruleus e nos núcleos tegmentais laterais.

Dopamina (DA): A sinalização da dopamina é geralmente inibitória. Existem três vias dopaminérgicas principais no cérebro: a nigroestriatal, a mesolímbica e a mesocortical; cada um dos quais desempenha funções diferentes. Um dos estados de doença mais conhecidos envolvendo dopamina é a doença de Parkinson, onde há degeneração de neurônios dopaminérgicos na substância negra.

Serotonina (5-HT): Produzida a partir do triptofano usando a triptofano hidroxilase, que é encontrada principalmente no cérebro (núcleo da rafe) e no trato gastrointestinal (GI). A serotonina é conhecida principalmente por seu papel como neurotransmissor regulador e, portanto, está implicada em vários estados de humor e doenças.

Outros neurotransmissores comuns incluem outras catecolaminas, ácido gama-aminobutírico (GABA), glicina e ácido glutâmico.

A abordagem mais fácil para entender a transmissão sináptica é considerá-la um processo gradual que começa com a síntese do neurotransmissor e termina com sua liberação.

Síntese: O neurotransmissor é sintetizado no corpo celular, onde será então transmitido pelos microtúbulos do axônio até o terminal pré-sináptico, ou é sintetizado diretamente no terminal pré-sináptico a partir de neurotransmissores reciclados. O neurotransmissor é então armazenado em vesículas pré-sinápticas até sua liberação.

Liberação: o neurotransmissor é liberado de forma regulada do neurônio pré-sináptico para a fenda sináptica.

Ativação do receptor: O neurotransmissor liga-se aos receptores pós-sinápticos e produz uma resposta no neurônio pós-sináptico.

Terminação do sinal: O sinal deve ser encerrado por algum mecanismo, normalmente pela eliminação do excesso de neurotransmissores da fenda sináptica.

A sinapse é a unidade funcional fundamental da comunicação neuronal. Por causa disso, doenças que atingem a sinapse podem apresentar consequências clínicas graves. Alguns exemplos estão listados abaixo:

MIASTENIA GRAVE

A miastenia gravis é um processo de doença autoimune que causa fraqueza muscular que geralmente se apresenta de forma descendente. Pode causar ptose, diminuição da expressão facial, depressão respiratória e outros sinais/sintomas de fraqueza. Em geral, piora após a atividade e melhora com o repouso. A patogênese da miastenia gravis envolve comunicação diminuída entre o neurônio e o músculo na junção neuromuscular (NMJ). A razão para isso é que os anticorpos bloqueiam ou destroem os receptores de acetilcolina na JNM, impedindo que a ACh se ligue e despolarize o músculo, inibindo, portanto, a contração. Esses anticorpos bloqueiam a etapa três (ativação do receptor) da via de comunicação sináptica.

SÍNDROME DE LAMBERT-EATON

A síndrome de Lambert-Eaton também é uma condição autoimune que produz disfunção na junção neuromuscular; no entanto, envolve o neurônio pré-sináptico. Em vez de anticorpos dirigidos contra os receptores de ACh como na miastenia gravis, os anticorpos aqui são dirigidos contra os canais de cálcio no neurônio pré-sináptico. Isso evita que ocorra o influxo de cálcio, o que impede a fusão das vesículas com a membrana pré-sináptica e a liberação dos neurotransmissores na sinapse. Esses anticorpos impedem a etapa dois (liberação do neurotransmissor) da via de comunicação sináptica.

BOTULISMO/TÉTANO

Em ambos os processos de doença, o agente causador é uma toxina produzida por uma bactéria que atua como uma protease que cliva as proteínas SNARE. Isso evita a liberação de neurotransmissores na junção inibindo a fusão vesicular.

Botulismo: A toxina botulínica, produzida pelo Clostridium botulinum, impede a liberação de acetilcolina, que é um neurotransmissor estimulador. Isso inibe os efeitos estimulatórios, o que impede a contração muscular e causa paralisia flácida.

Tétano: A toxina tetânica, produzida pelo *Clostridium tetani*, impede a liberação de GABA e glicina, ambos neurotransmissores inibitórios. Especificamente, sua liberação é inibida nas células de Renshaw na medula espinhal. Isso produz sintomas semelhantes a uma lesão do neurônio motor superior: paralisia espástica, trismo e opistótono.

Figura 7a: Sinapse. A imagem a seguir refere-se a uma sinapse química, onde se observa que na extremidade da célula pré-sináptica, a partir da chegada do impulso nervoso, há a entrada de Cálcio (Ca^{+2}), acarretando a liberação de neurotransmissores das vesículas sinápticas para a fenda sináptica, os quais se ligarão aos receptores localizados na membrana pós-sináptica gerando um potencial pós-sináptico

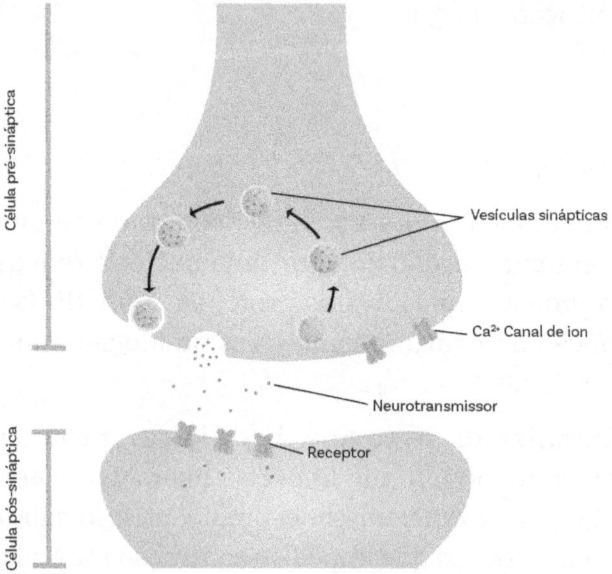

https://www.freepik.com/premium-vector/synaptic-cleft-axon-terminal-science-vector-illustration-graphic-template_38949894.htm#query=synapse-neurotransmitter&position=0&from_view=search&track=sph

Figura 7b: Sinapse e contração muscular

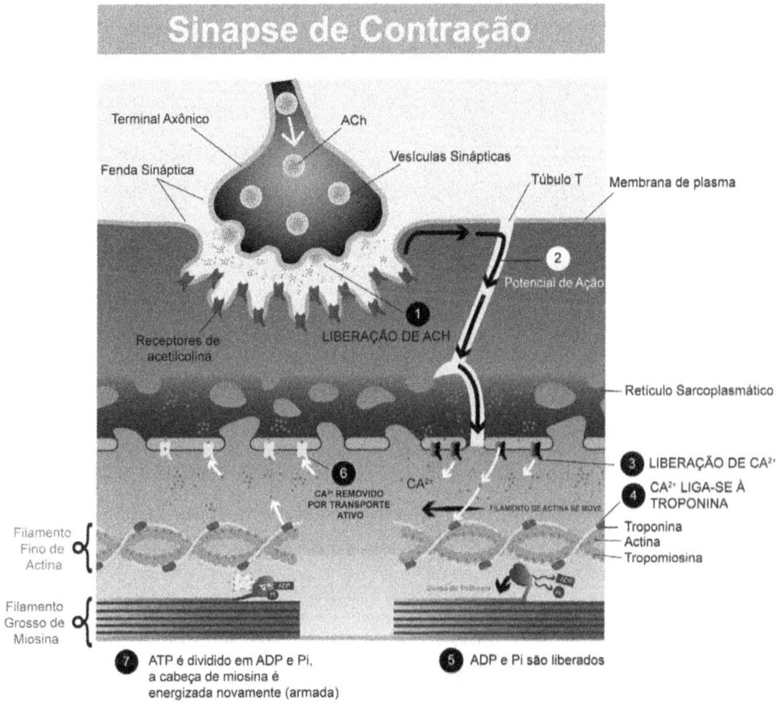

Fonte: Editora Freitas Bastos

Na ilustração observa-se a contração sináptica. O diagrama representa um ciclo completo de liberação de acetilcolina (ACh), a geração do potencial de ação, e a consequente liberação intracelular de Ca^{++}, com a seguida ligação do referido íon à troponina e a interação dos filamentos contráteis (actina e miosina) na fibra muscular.

5.3 FARMACODINÂMICA SINÁPTICA

As sinapses são lacunas microscópicas que separam os botões terminais de um neurônio dos receptores (geralmente localizados nos dendritos) de outro neurônio. Quando os neurônios se comunicam, eles liberam substâncias químicas que devem atravessar essa lacuna para estimular os receptores pós-sinápticos. O cérebro humano contém trilhões de conexões, embora contenha cerca de 100 bilhões de neurônios. Assim, em média, cada neurônio se comunica por meio de dezenas de sinapses, embora na realidade o alcance seja muito amplo, alguns neurônios terminam em poucas sinapses, enquanto outros podem estar envolvidos na comunicação por meio de milhares de sinapses. Os neurônios também se comunicam com outras células. Por exemplo, os neurônios que controlam o sistema motor se comunicam com as células musculares e fazem sinapse com elas.

Embora a estrutura típica de uma sinapse envolva uma lacuna que separa os botões terminais axônicos dos neurônios pré-sinápticos com os receptores dendríticos das células pós-sinápticas, também existem outros tipos de sinapses. Por exemplo, algumas sinapses separam os botões terminais axônicos dos receptores nos corpos celulares dos neurônios pós-sinápticos, e outras sinapses separam os botões pré-sinápticos dos receptores nos axônios das células pós-sinápticas. Assim, embora as sinapses axodendríticas sejam as mais comuns, também existem sinapses axossomáticas e axoaxônicas.

As sinapses no sistema nervoso central (SNC) são locais de adesão neuronal assimétrica nos quais a maquinaria de liberação pré-sináptica está localizada oposta ao aparato receptor pós-sináptico. Ambas as especializações pré e pós-sinápticas estão fortemente alinhadas umas com as outras. A indução de sinapses é precedida por interações da superfície celular dos neurônios e das células da glia ao redor dos locais sinápticos. Uma vez que o contato intercelular de um axônio com um neurônio-alvo é alcançado, os sinais instruem os neurônios pré e pós-sinápticos a montar especializações capazes de liberar e detectar neurotransmissores controlados. Esses sinais instrutivos precisam ser específicos tanto espacial quanto temporalmente para alcançar a formação concomitante de especializações pré e pós-sinápticas sobrepostas. Moléculas de adesão celular são fortes candidatas a contribuir para essa sinalização, pois são capazes de demarcar locais de membrana sináptica nascente e podem mediar a sinalização entre células para montar complexos de membrana sináptica.

Várias interações transsinápticas foram descritas em sinapses centrais de mamíferos. Por exemplo, a N-caderina está envolvida na maturação de sinapses excitatórias, enquanto os receptores Eph e seus ligantes de efrina contribuem para a morfogênese da espinha dendrítica e diferenciação de sinapses, e o par de adesão neuroligina/neurexina induz sinapses em neurônios cultivados e valida sinapses *in vivo*. As interações transsinápticas pelas proteínas de adesão de imunoglobulina (Ig) SynCAM funcionam de forma distinta desses sistemas e atuam em vários estágios do desenvolvimento da sinapse, desde o contato axo-dendrítico até a indução e manutenção da sinapse. Essas proteínas específicas de vertebrados também são conhecidas como proteínas CADM, moléculas semelhantes à nectina, RA175 e proteínas supressoras de tumor no câncer de pulmão (TSLC), refletindo sua identificação em diferentes contextos.

5.4 PERDA DE SINAPSES

A partir de estudos experimentais foi relatada a perda de sinapse na velhice extrema foi relatada no giro denteado de ratos), bem como no bulbo olfatório, no córtex visual, no córtex cerebelar e no hipocampo. Uma perda semelhante também parece ocorrer no córtex cerebral humano, embora nenhuma alteração tenha sido detectada entre 16 e 72 anos. Da mesma forma, os números sinápticos não se alteram no giro denteado de ratos entre 3 e 24 meses, embora alguns autores tenham relatado uma perda sináptica de 27% em uma região cerebral semelhante e faixa etária semelhante. A partir de investigações científicas foi observado um aumento no número de sinapses desde o início até o final da idade adulta (3-24 meses) no bulbo olfatório de ratos, com uma diminuição de 24 a 27 meses. Assim como ocorre com a perda de neurônios, portanto, há perda consistente de sinapses na velhice extrema, com flutuações aparentes antes dessa época. Foi descoberto que, quando ratos de 3, 6, 10 e 17 meses de idade são comparados, o número total de sinapses no córtex parietal diminui apenas no final da idade adulta (entre 10 e 17 meses).

Na camada IV do córtex visual de ratos, há uma perda global de sinapses de 20% de 3 a 36 meses, envolvendo uma perda de 26% nas sinapses axoespinhosas e um aumento de 10% nas sinapses axodendríticas. A correspondente perda global de sinapses na camada I é de 30%, na qual ambas as sinapses axoespinhosas e axodendríticas diminuem em 30%. Isso tende a indicar diferenças regionais precisas, que podem estar relacionadas a diferentes tipos de entradas sinápticas. A redução das sinapses axoespinhosas provavelmente está relacionada à perda de espinhos dendríticos.

Em um estudo da camada molecular do córtex parietal de ratos também foi observada uma perda de ambas as sinapses axoespinhosas e axodendríticas com o aumento da idade. As sinapses assimétricas nos eixos dendríticos são perdidas antes (6 meses) do que as sinapses assimétricas nas espinhas dendríticas (17 meses). As sinapses axodendríticas simétricas permaneceram constantes ao longo da vida adulta. A partir desses resultados, parece que as sinapses do tipo assimétrico, mas não do tipo simétrico, podem ser capazes de se mover de hastes dendríticas para espinhas dendríticas. No adulto, portanto, as sinapses axodendríticas assimétricas podem constituir uma forma intermediária de sinapse capaz de se transformar em sinapses axoespinhosas assimétricas à medida que as espinhas dendríticas continuam a ser formadas. Portanto, a perda tardia de sinapses axoespinhosas assimétricas pode refletir o comprometimento da formação de novos espinhos.

Uma diminuição de 27% nos números sinápticos foi relatada em giro denteado de ratos entre 3 e 24 meses de idade. Ambas as sinapses axodendríticas e axoespinhosas estão implicadas, embora o tamanho sináptico, a profundidade da camada molecular e o número de células pós-sinápticas (granulares) permaneçam inalterados. A constância do número de células granulares é tomada por determinados estudos como uma indicação de que a perda sináptica não depende de uma perda anterior de neurônios granulares pós-sinápticos. Da mesma forma, uma vez que o número de sinapses por comprimento dendrítico diminui no rato senescente, conclui-se que a perda de sinapses não depende de uma perda anterior de dendritos pós-sinápticos. Esse declínio observado no número de sinapses por unidade de comprimento de dendrito pode resultar do aumento da arborização dendrítica. Foi relatada uma duplicação do comprimento dendrítico médio das células piramidais no córtex humano maduro. Isso resultaria em um declínio gradual da densidade sináptica ao longo da superfície dendrítica à medida que os dendritos continuam a se expandir.

Perdas de sinapses axossomáticas no giro denteado de ratos idosos foram relatadas a partir de investigações científicas. De acordo com alguns autores, uma vez que as sinapses axossomáticas nas células granulares são sinapses GABA-érgicas inibitórias, sua perda pode ser compensatória pela perda das sinapses axodendríticas excitatórias. Isso se baseia na suposição de que as sinapses axodendríticas são perdidas antes das sinapses axossomáticas, embora não haja evidências no momento para essa afirmação.

Evidências científicas apontam que a perda de sinapses axossomáticas poderia resultar da deterioração dos corpos celulares pós-sinápticos, desaparecimento de densidades sinápticas paramembranosas ou perda de terminais axônicos pré-sinápticos. A primeira possibilidade pode ser excluída porque os somados das células granulares permanecem morfologicamente inalterados no giro denteado de ratos idosos. Das outras duas possibilidades, parece haver perda de terminais axônicos quando ratos de 3 e 25 meses de idade são comparados. A partir de análises neurobiológicas, observou-se uma diminuição relacionada à idade na densidade numérica das zonas de aposição axossomática, que não estava associada nem a um aumento no comprimento nem a uma diminuição na área de superfície das zonas de aposição. A partir desses dados, concluiu-se que houve uma perda absoluta de 20% dos terminais axônicos em contato com somas neuronais no giro denteado de ratos envelhecidos. Essas conclusões apoiam a afirmação de alguns autores de que a perda de sinapses relacionada à idade observada no giro denteado é o resultado de uma incapacidade por parte dos elementos pré-sinápticos de manter a integridade estrutural da sinapse na senescência. Isso, por sua vez, pode ser devido a uma deficiência nos sistemas de transporte axonal.

Determinados pesquisadores observaram a formação de novas sinapses após lesões induzidas no hipocampo e septo em ratos adultos jovens e idosos. No dia 60 após a lesão, o adulto jovem (3 meses) tinha uma densidade sináptica quase normal, mas o animal idoso (24 meses) tinha significativamente menos sinapses. Isso, juntamente com outros estudos sobre lesões em ratos adultos, fornece fortes evidências de que o cérebro maduro e até envelhecido retém a capacidade de formar novas sinapses. É evidente, no entanto, que este processo é consideravelmente reduzido no animal idoso.

CAPÍTULO 6

TRONCO CEREBRAL

O tronco cerebral é a estrutura mais conservada evolutivamente dentro do cérebro. Como tal, é o centro de controle do sistema nervoso autônomo, que regula as atividades básicas de manutenção da vida, como frequência cardíaca, pressão arterial e respiração. Em relação ao sono e à vigília, o tronco cerebral produz neuromoduladores promotores da vigília, como serotonina, norepinefrina e dopamina, que definem o volume geral da atividade cerebral. As regiões do tronco cerebral que produzem essas substâncias químicas são coletivamente chamadas de sistema ativador ascendente porque essas regiões se projetam e ativam áreas cerebrais de ordem superior localizadas no córtex cerebral.

O tronco cerebral é a estrutura que conecta o cérebro do cérebro à medula espinhal e ao cerebelo. É composto de três seções em ordem decrescente: mesencéfalo, ponte e bulbo. É responsável por muitas funções vitais da vida, como respiração, consciência, pressão sanguínea, frequência cardíaca e sono. O tronco cerebral contém muitas coleções críticas de matéria branca e cinzenta. A substância cinzenta dentro do tronco cerebral consiste em corpos de células nervosas e forma muitos núcleos importantes do tronco cerebral. Os tratos de substância branca do tronco encefálico incluem axônios de nervos percorrendo seu curso para diferentes estruturas; os axônios se originam de corpos celulares localizados em outras partes do sistema nervoso central (SNC). Alguns dos corpos celulares do trato da substância branca também estão localizados no tronco cerebral. Esses tratos viajam para o cérebro (aferentes) e do cérebro (eferentes), como as vias somatossensoriais e os tratos corticospinais, respectivamente. Dez dos doze nervos cranianos surgem de seus núcleos de nervos cranianos no tronco cerebral. Os médicos podem localizar lesões do tronco cerebral com um conhecimento profundo da anatomia e funções do tronco cerebral. A atividade a seguir aborda os núcleos, tratos e funções do tronco cerebral.

O tronco cerebral contém muitos núcleos e tratos diferentes. Esta seção apresenta uma visão geral das principais estruturas localizadas em cada área do tronco encefálico, seguida de um resumo do curso das principais vias através do tronco encefálico.

6.1 MESENCÉFALO

O mesencéfalo serve como a conexão entre a ponte e o diencéfalo. Também se conecta posteriormente ao cerebelo através dos pedúnculos cerebelares superiores. A parte anterior do mesencéfalo contém o crus cerebri com a fossa interpeduncular localizada entre eles. O crus cerebri transporta fibras motoras corticais espinhais, fibras corticonucleares e tratos de fibras pontinas. O mesencéfalo contém o aqueduto cerebral centralmente, que conecta o terceiro ventrículo superiormente com o quarto ventrículo inferiormente. A substância cinzenta periaquedutal envolve o aqueduto cerebral. O mesencéfalo é separado em relação ao aqueduto cerebral, sendo a porção posterior o tectum (chão) e a anterior ao aqueduto servindo como tegmento (teto). A superfície posterior do mesencéfalo contém os corpos quadrigêmeos, que são compostos de colículos superiores bilaterais e colículos inferiores bilaterais. Os colículos superiores estão envolvidos em reflexos visuais, como movimentos oculares sacádicos. Cada colículo superior envia fibras para o corpo geniculado lateral correspondente e trato óptico através do braço superior. Os colículos inferiores estão envolvidos no processamento auditivo e se conectam aos seus correspondentes núcleos geniculados mediais através do braço inferior. Logo abaixo dos colículos inferiores na linha média posterior do IV nervo craniano do tronco encefálico, emerge o nervo troclear. O nervo troclear é único entre os nervos cranianos, pois é o único a emergir da superfície posterior do tronco encefálico. O outro nervo craniano que surge do mesencéfalo é o nervo craniano III, o nervo oculomotor. O nervo oculomotor origina-se do mesencéfalo no sulco oculomotor na superfície medial do pilar do cérebro, dentro da cisterna interpeduncular.

O mesencéfalo também inclui muitos outros núcleos importantes, incluindo, entre outros, a substância negra na base do mesencéfalo, o núcleo vermelho anterior medialmente ao nível do colículo superior e o núcleo dorsal da rafe. O maior dos núcleos da rafe está na linha média anterior da substância cinzenta periaquedutal, e a localização da área tegmental ventral está próxima da linha média medial ao núcleo rubro. A substância negra contém neurônios dopaminérgicos que ajudam a regular o movimento associado aos gânglios da base. A área tegmental ventral também contém neurônios dopaminérgicos e desempenha um papel nas vias de recompensa. Os núcleos da rafe contêm neurônios serotoninérgicos e se projetam amplamente por todo o cérebro. Acredita-se que a substância cinzenta periaquedutal desempenhe um papel na supressão da dor. O núcleo vermelho está envolvido com o movimento e contém muitas conexões com o cerebelo. O fascículo longitudinal medial situa-se anteriormente à substância cinzenta periaquedutal e desempenha um papel na coordenação dos movimentos oculares.

6.2 PONTE

A ponte conecta a medula oblonga inferiormente ao mesencéfalo superiormente. A porção anterior da ponte é convexa e pode ser facilmente vista como uma distensão visível ao visualizar o tronco encefálico anteriormente. A superfície da distensão anterior contém o sulco basilar, que é onde repousa a artéria basilar. A ponte posterior está conectada ao cerebelo pelos pedúnculos cerebelares médios, que são os maiores dos pedúnculos cerebelares. A porção posterior da ponte forma a porção superior do assoalho do quarto ventrículo. Um sulco é formado inferiormente onde a ponte encontra o bulbo do qual os nervos cranianos VI, VII e VIII emergem de medial para lateral. O nervo craniano V, o maior nervo craniano, sai da ponte lateral anterossuperior. Núcleos importantes da ponte incluem os núcleos dos nervos cranianos cobertos na seção de nervos, o locus coeruleus e os núcleos pontinos. Os neurônios do locus coeruleus produzem norepinefrina e possuem projeções que se espalham amplamente por todo o SNC. O locus coeruleus está localizado na ponte lateral posterior na borda lateral da substância cinzenta periaquedutal e está envolvido no sistema de ativação reticular. O locus coeruleus também sofre comprometimento na doença de Alzheimer. Os núcleos pontinos são uma coleção de núcleos motores pontinos na ponte anterior que têm muitas conexões com o cerebelo por meio do pedúnculo cerebelar médio e auxiliam na coordenação do movimento e na modulação da respiração.

6.3 MEDULA OBLONGA

A porção mais inferior do mesencéfalo é a medula oblonga, que conecta a ponte à medula espinhal. Encontra-se com a medula espinhal no nível do forame magno. A porção anterior da medula oblonga contém as pirâmides. As pirâmides transportam fibras motoras do giro pré-central, ou córtex motor, para a substância cinzenta da medula espinhal, onde fazem sinapse e continuam até os músculos do corpo através do sistema nervoso periférico. As pirâmides contêm uma decussação caudalmente na qual a maioria das fibras motoras contidas cruza para o lado contralateral do corpo. As fibras que decussate tornam-se o trato corticoespinal lateral na medula espinhal, as fibras que não decussate tornam-se o trato corticospinal medial na porção anterior da medula espinhal. As pirâmides situam-se em ambos os lados da fissura mediana anterior, um sulco na linha média que continua caudalmente ao longo da porção anterior da medula espinhal. Lateralmente às pirâmides estão os corpos olivares que fazem parte do sistema olivocerebelar. O nervo hipoglosso, nervo craniano XII, emerge da superfície anterior da medula do sulco entre os corpos olivares e as pirâmides. Posteriormente aos corpos olivares está o sulco pós-livar. Os nervos cranianos IX (glossofaríngeo), X (vago) e XI (acessório) emergem do sulco pós-livar em ordem superior para inferior. Posteriormente aos sulcos pós-livares estão os pedúnculos cerebelares inferiores que conectam a medula ao cerebelo. A porção posterior da medula oblonga se conecta inferiormente à medula espinhal. O sulco mediano posterior está localizado na linha média no aspecto posterior da medula inferior e continua caudalmente ao longo da medula espinhal posterior. O sulco mediano posterior na linha mediana posterior da medula espinhal é flanqueado por proeminências localizadas visíveis chamadas de tubérculos gráceis. De cada lado, o tubérculo grácil contém o núcleo grácil. Proeminências localizadas bilaterais semelhantes chamadas de tubérculos cuneiformes (contendo o núcleo cuneiforme em cada lado) são imediatamente laterais a cada um dos tubérculos gráceis no aspecto posterior da medula espinhal. Os tubérculos grácil e cuneiforme carregam neurônios de segunda ordem do sistema coluna dorsal-lemnisco medial. O núcleo grácil transporta fibras para as extremidades inferiores e tronco, e o núcleo cuneiforme transporta fibras para a parte superior do corpo acima de T6, exceto para a face e orelhas. A área superior da medula oblonga posterior forma uma parte do assoalho do quarto ventrículo.

6.4 AS FUNÇÕES AUTONÔMICAS RELACIONADAS AO TRONCO CEREBRAL

O controle autonômico da sobrevivência básica é mediado pelo tronco encefálico, que pode ser funcionalmente dividido em três regiões: o bulbo, a ponte e o mesencéfalo. A medula controla a resposta cardíaca, vasomotora, respiratória e de vômito, enquanto a ponte, por meio dos nervos cranianos V, VI, VII e VIII, influencia a audição, o equilíbrio, a sensação facial, o movimento motor, a salivação e as lágrimas. Finalmente, as estruturas do mesencéfalo abrigam os nervos cranianos III e IV, juntamente com os núcleos que governam a síntese de norepinefrina, dopamina e ácido gama-aminobutírico. As projeções densas de e para o cérebro e cerebelo e a periferia através do tronco cerebral são centrais para a homeostase.

O centro vasomotor, situado na medula e localizado no assoalho do quarto ventrículo, mantém o tônus arteriolar e venoso por meio de fibras vasoconstritoras retransmitidas no sistema simpático. A asfixia aumenta a frequência dos impulsos tônicos e há variação com as fases da respiração. Os centros respiratórios estão diretamente conectados com o centro vasomotor e estão relacionados funcionalmente. A estimulação de um centro inspiratório na região medial da formação reticular medular causa um movimento inspiratório que é sustentado durante o estímulo. A estimulação de um centro expiratório localizado mais dorsolateralmente causa a expiração. Um centro apnéustico na parte inferior e média da ponte e um centro pneumotáxico na parte rostral constituem os centros superiores de controle respiratório autônomo.

CAPÍTULO 7
CEREBELO

O cerebelo é uma parte do cérebro localizada na parte de trás da cabeça, logo acima e atrás de onde a medula espinhal se conecta ao próprio cérebro. O nome "cerebelo" vem do latim e significa "pequeno cérebro".

Durante séculos, os cientistas acreditaram que o trabalho do cerebelo era coordenar os movimentos musculares. Avanços na tecnologia mostraram que seu cerebelo faz muito mais do que isso. Há muito que os cientistas ainda estão tentando entender sobre o cerebelo, incluindo todas as maneiras pelas quais ele funciona com o restante do sistema nervoso.

O cerebelo é uma pequena parte do cérebro localizada na parte inferior deste órgão, perto da parte de trás da cabeça. O cérebro é a maior parte do encéfalo e inclui partes acima e à frente do cerebelo.

Os cientistas começaram a analisar o cerebelo há mais de 200 anos, estudando pessoas ou animais com danos no cerebelo. Eles descobriram que as pessoas com esse tipo de dano geralmente tinham problemas para manter o equilíbrio enquanto estavam em pé ou andando, ou tinham problemas para alcançar objetos porque suas mãos erravam um objeto que estavam tentando pegar.

Com o tempo, os cientistas começaram a encontrar evidências de que danos no cerebelo poderiam ter outros efeitos. Eles descobriram que o dano pode tornar mais difícil para uma pessoa aprender novas palavras ou habilidades. Danos ao cerebelo podem interferir no julgamento do tamanho ou da distância dos objetos. Também pode afetar seu senso de tempo. Por exemplo, pessoas com danos no cerebelo podem ter problemas para bater repetidamente com os dedos, fazendo com que toquem muito cedo ou muito tarde de uma batida para outra.

Os avanços na tecnologia fizeram ainda mais para melhorar a compreensão dos especialistas sobre o cerebelo. Agora, os cientistas podem imaginar a atividade cerebral de uma pessoa enquanto ela realiza uma determinada tarefa. O que os cientistas descobriram (até agora) é que diferentes partes do seu cerebelo são mais ativas, dependendo do que você está fazendo no momento. Eles também descobriram que seu cerebelo desempenha um papel nas emoções e na forma como você toma decisões.

Há casos de pessoas que nascem com agenesia cerebelar, que é nascer sem cerebelo. Esta condição é extremamente rara. Muitas pessoas com ele têm apenas efeitos menores. Eles podem andar e ter vidas que são mais ou menos como as de qualquer outra pessoa. Outros têm sintomas graves e precisarão de cuidados médicos constantes por toda a vida.

As pessoas também podem sobreviver a lesões ou doenças que danificam o cerebelo, mas é comum que tenham problemas de longo prazo ou permanentes.

Os neurônios são células especializadas que compõem o sistema nervoso, incluindo o cérebro, a medula espinhal e todos os nervos. O cerebelo é apenas cerca de 10% do cérebro em termos de quanto espaço ele ocupa. No entanto, contém cerca de metade de todos os neurônios de todo o corpo.

Seu cerebelo também é incrivelmente compacto. O tecido cerebral que compõe o cerebelo é um lençol dobrado como uma sanfona. Deitado, teria pouco mais de 3 pés de comprimento e 4 polegadas de largura (1 metro por 10 centímetros).

Qualquer condição que possa afetar seu cérebro pode afetar seu cerebelo. Alguns exemplos principais incluem ataxia (este é um sintoma e um grupo de doenças), distúrbios congênitos (condições que você tem no nascimento, como malformação de Chiari), condições imunes e inflamatórias (um exemplo disso é a esclerose múltipla), distúrbios genéticos (condições que se tem ao nascer e que herdou de um ou ambos os pais, como a doença de Wilson), infecções (estas podem acontecer por causa de bactérias, vírus, parasitas e fungos), deficiências de vitaminas e problemas nutricionais (como baixos níveis de vitamina B12), golpe, câncer e agenesia cerebelar (nascer sem cerebelo).

Muitos sintomas podem ocorrer com condições que afetam o cerebelo. Alguns dos sintomas mais comuns incluem disartria (problemas com o cerebelo podem afetar a capacidade de falar com clareza, ataxia (esta é uma perda de coordenação. Isso pode tornar a pessoa desajeitada, causando problemas de equilíbrio ou problemas para usar as mãos em tarefas comuns), tontura, paralisia (isso pode afetar várias partes do seu corpo), agitação ou tremores (a perda de coordenação muscular pode fazer com que partes do corpo, especialmente as mãos, tremam), problemas de visão (o cerebelo desempenha um papel no controle dos olhos e como o cérebro processa o que se vê). As condições que afetam o cerebelo podem causar visão dupla (diplopia) ou outros problemas.

Figura 8-a: Tronco encefálico. Na imagem podem ser observadas a glândula pituitária (hipófise), a glândula pineal, o mesencéfalo e imediatamente abaixo a ponte, seguida da medula oblonga (bulbo) e posteriormente o cerebelo

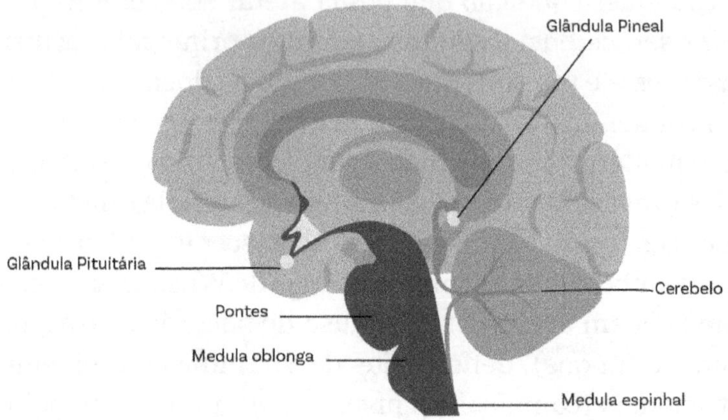

https://www.freepik.com/premium-vector/human-endocrine-system_37948074.htm#query=pituitary-pineal&position=25&from_view=search&track=sph

7.1 DOENÇAS NEURODEGENERATIVAS ASSOCIADAS AO CEREBELO

Quando o cerebelo e suas conexões são afetados em um padrão familiar ou hereditário, a característica clínica principal é a ataxia. As ataxias hereditárias podem ter início precoce; por exemplo, a ataxia de Friedreich, um distúrbio autossômico recessivo, começa antes dos 30 anos de idade e se apresenta com ataxia progressiva da marcha, dos membros, ausência de reflexos tendinosos profundos e respostas plantares extensoras. Os pacientes também apresentam disartria, falta de jeito e cardiopatia (91%). As características menos comuns da ataxia de Friedreich incluem nistagmo (25%), pé cavo (50%), diabetes (10%-20%), surdez e atrofia óptica (25%). O distúrbio da coluna posterior é observado em quase todos os pacientes. A perda de apreciação da vibração é um sinal precoce. Os resultados da tomografia computadorizada (TC) e ressonância magnética do cérebro geralmente são normais, exceto com atrofia cerebelar. Atrofia da medula espinhal cervical com LCR normal está presente. O curso é progressivo, embora exista variabilidade, e o tratamento é apenas paliativo.

Figura 8-b: Vista anterior do cerebelo

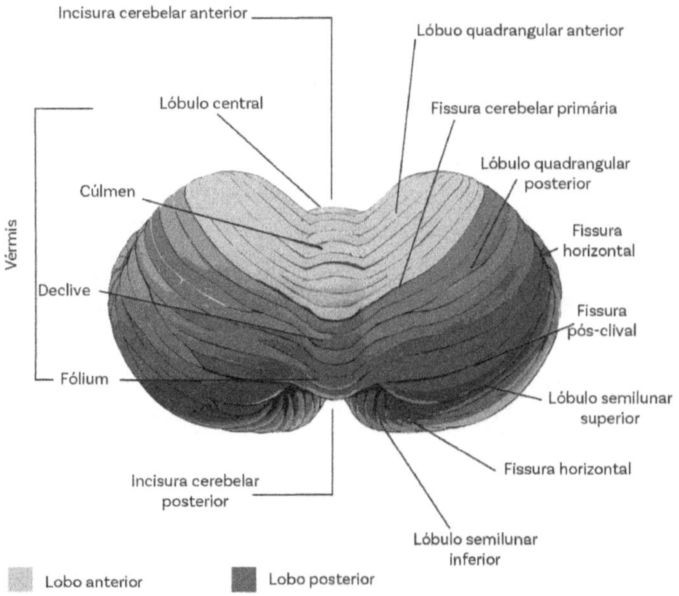

Fonte: Editora Freitas Bastos

A Figura 8-b destaca os lobos cerebelares e as estruturas que constituem os vérmis.

A síndrome de Ramsay Hunt é uma ataxia mioclônica progressiva de início precoce. A causa mais comum é a encefalomiopatia mitocondrial. A síndrome de Marinesco-Sjögren é outra ataxia recessiva caracterizada por início precoce, catarata congênita, retardo mental e baixa estatura.

Ataxia cerebelar autossômica dominante (ADCA) é uma forma de ataxia espinocerebelar que começa durante a idade adulta. As ataxias são categorizadas de acordo com características clínicas e loci gênicos, designadas como SCA1, SCA2 e assim por diante. A forma clínica mais comum da ADCA é a SCA1, que geralmente se inicia em pacientes entre 20 e 40 anos, com ataxia da marcha, hiperreflexia precoce, potenciais evocados anormais, neuropatia periférica e disartria pseudobulbar. Nistagmo precoce e oftalmoparesia são comuns. A ressonância magnética mostra atrofia cerebelar e do tronco cerebral, que afeta particularmente a ponte e o pedúnculo cerebelar médio.

A doença dos Açores (SCA3) apresenta-se com ataxia da marcha e dos membros, espasticidade das pernas, disartria, sinais piramidais, distonia, rigidez, amiotrofia e fasciculações faciais e linguais. As manifestações oculares são pseudoproptose com retração palpebral, diminuição do piscar e oftalmoplegia, na qual os movimentos sacádicos são lentos; também são encontrados nistagmo e dismetria ocular, seguidos por oftalmoplegia supranuclear com olhar para baixo poupado. A ataxia SCA2 é caracterizada por ataxia, sacadas lentas sem nistagmo e perda precoce dos reflexos tendinosos nos braços. Outros ADCAs são definidos por diferentes combinações de ataxia cerebelar e degeneração retiniana.

Ataxia telangiectasia, ou síndrome de Louis-Bar, um distúrbio autossômico recessivo ligado a um erro metabólico. A apraxia oculomotora é proeminente (apraxia pseudo-oculomotora). Telangiectasias da pele e da conjuntiva são frequentemente observadas.

Figura 8-c: Vista posterior do cerebelo

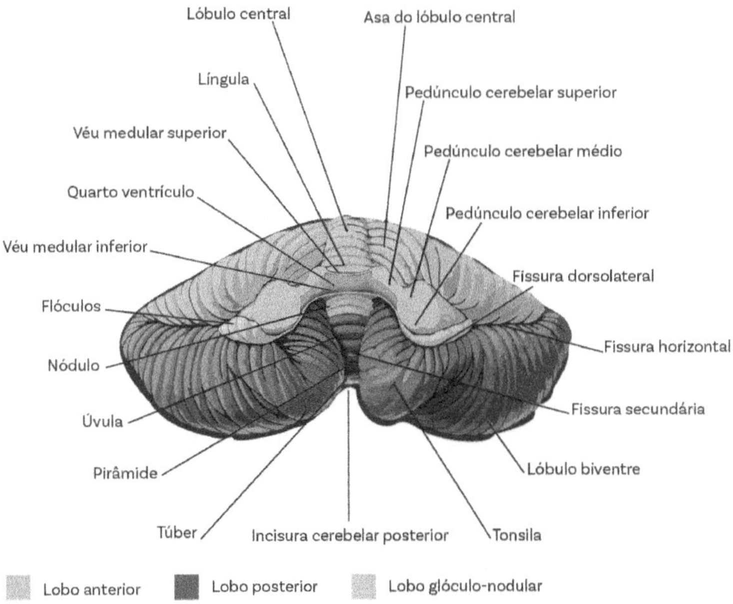

Fonte: Editora Freitas Bastos

A imagem acima ressalta os lobos cerebelares e os pedúnculos cerebelares.

CAPÍTULO 8

COMO O CÉREBRO FUNCIONA

O cérebro é um órgão essencial que controla muitas funções do corpo, recebe e interpreta todas as informações sensoriais que o indivíduo encontra, como imagens, sons, cheiros e sabores. O cérebro tem muitas partes complexas que trabalham juntas para ajudar o organismo a funcionar.

O cérebro é um órgão essencial. Todas as emoções, sensações, aspirações e tudo o que o torna indivíduo único e único vêm do cérebro. Este órgão complexo tem muitas funções. Ele recebe, processa e interpreta informações. O cérebro também armazena memórias e controla os movimentos. O cérebro é um componente do sistema nervoso central (SNC). Ele se conecta à medula espinhal, a outra parte do SNC.

O cérebro recebe informações dos cinco sentidos: visão, olfato, audição, tato e paladar. O cérebro também recebe entradas, incluindo toque, vibração, dor e temperatura do resto do corpo, bem como entradas autônomas (involuntárias) dos órgãos. Ele interpreta essas informações para que o indivíduo possa entender e associar significado ao que acontece ao seu redor. O cérebro permite que sejam processáveis os pensamentos e decisões, as memórias e as emoções, os movimentos (função motora), equilíbrio e coordenação, a percepção de várias sensações, incluindo dor, o comportamento automático, como respiração, frequência cardíaca, sono e controle de temperatura, a regulação da função dos órgãos, as funções da fala e da linguagem e a resposta de luta ou fuga (resposta ao estresse).

A estrutura do encéfalo é complexa. Possui três seções principais:

Cérebro: o cérebro interpreta visões, sons e toques. Também regula as emoções, o raciocínio e a aprendizagem. O cérebro compõe cerca de 80% do encéfalo.

Cerebelo: o cerebelo mantém seu equilíbrio, postura, coordenação e habilidades motoras finas. Ele está localizado na parte de trás do cérebro.

Tronco cerebral: o tronco cerebral regula muitas funções automáticas do corpo. O indivíduo não controla conscientemente essas funções, como frequência cardíaca, respiração, ciclos de sono e vigília e deglutição. O tronco cerebral está na parte inferior do cérebro. Ele conecta o resto do cérebro à medula espinhal.

Cada lado do cérebro tem diferentes lobos (seções). Embora todos os lobos trabalhem juntos para garantir o funcionamento normal, cada lobo desempenha um papel importante em algumas funções específicas do cérebro e do corpo:

Lobos frontais: Os lobos frontais estão na parte frontal do cérebro, logo atrás da testa. Este é o maior lobo e controla o movimento voluntário, a fala e o intelecto. As partes dos lobos frontais que controlam o movimento são chamadas de córtex motor primário ou giro pré-central. As partes do cérebro que desempenham um papel importante na memória, inteligência e personalidade incluem o córtex pré-frontal, bem como muitas outras regiões do cérebro.

Lobos occipitais: Esses lobos na parte de trás do cérebro permitem que a pessoa perceba e interprete informações visuais. Seus lobos occipitais controlam como você processa formas, cores e movimentos.

Lobos parietais: Os lobos parietais estão próximos ao centro do cérebro. Eles recebem e interpretam sinais de outras partes do cérebro. Esta parte do cérebro integra muitas entradas sensoriais para que a pessoa possa entender o seu ambiente e o estado do seu corpo. Essa parte do cérebro ajuda a dar sentido ao que está acontecendo no ambiente.

Lobos temporais: essas partes do cérebro estão perto das orelhas em cada lado do cérebro. Os lobos temporais são importantes para lembrar palavras ou lugares onde a pessoa esteve. Também ajuda a reconhecer as pessoas, entender a linguagem e interpretar as emoções de outras pessoas.

Lobos límbicos: O lobo límbico fica profundamente nas porções intermediárias do cérebro. O lobo límbico faz parte dos lobos temporal, parietal e frontal. Partes importantes do sistema límbico incluem a amígdala (mais conhecida por regular sua resposta de "luta ou fuga") e o hipocampo (onde se armazena as memórias de curto prazo).

Lobos insulares: Os lobos insulares situam-se profundamente nos lobos temporal, parietal e frontal. O lobo insular está envolvido no processamento de muitas entradas sensoriais, incluindo entradas sensoriais e motoras, entradas autonômicas, percepção da dor, percepção do que é ouvido e percepção geral do corpo (a percepção do seu ambiente).

O cérebro se divide em duas metades: os hemisférios cerebrais esquerdo e direito. As duas metades do cérebro são conectadas por feixes de fibras nervosas (substância branca) chamados de corpo caloso. O lado direito do cérebro controla o movimento do lado esquerdo do corpo e vice-versa.

O hemisfério cerebral esquerdo costuma ser o hemisfério "dominante", mas isso não se aplica a todos. A maioria das pessoas destras geralmente tem o hemisfério esquerdo dominante. Alguns pacientes canhotos têm o hemisfério direito dominante. Normalmente, o hemisfério dominante é responsável por suas funções de fala e linguagem. Seu não dominante (que é o hemisfério direito na maioria dos indivíduos) é responsável pela consciência espacial e processamento do que o indivíduo vê.

Cerca de 1 em cada 10 pessoas destras e cerca de 1 em cada 3 pessoas canhotas têm domínio no hemisfério direito. Isso significa que as funções de fala são principalmente centradas no lado direito dos seus cérebros. Muitas vezes, essa é uma variante normal, mas em algumas pessoas com tumores cerebrais ou epilepsia, a dominância pode ser alterada por meio de um processo chamado plasticidade cerebral.

Uma estrutura óssea chamada crânio envolve o cérebro. Todos os ossos do seu crânio protegem seu cérebro de lesões. Entre o cérebro e o crânio, há três camadas de tecido chamadas meninges:

Dura-máter: A camada mais externa reveste todo encéfalo. Partes da dura-máter formam dobras que separam a metade direita do cérebro da esquerda.

Aracnoide: A camada intermediária das meninges é uma camada fina e frágil de tecido que cobre todo o cérebro.

Pia-máter: a camada mais interna contém vasos sanguíneos que correm para a superfície do cérebro.

Entre o tecido aracnoide e a pia-máter existe uma substância clara chamada líquido cefalorraquidiano (LCR). O LCR também envolve a medula espinhal, que passa pelas vértebras (ossos da coluna). O LCR amortece e protege esses órgãos vitais do sistema nervoso.

Figura 9: Estrutura cerebral. Na imagem destacam-se o lobo frontal, o sulco central, o lobo parietal, a fissura silviana ou sulco lateral, o lobo temporal, o lobo occipital, o cerebelo, a ponte, a medula oblonga (bulbo) e a região cervical da medula espinal

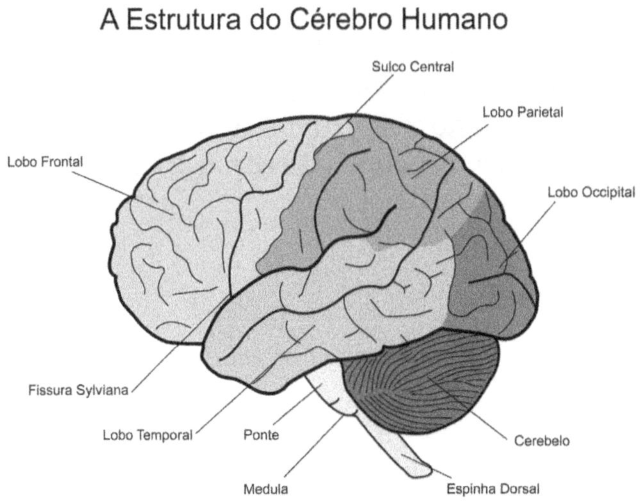

Fonte: Editora Freitas Bastos

As substâncias chamadas de cinzenta e branca compõem o sistema nervoso central. No cérebro, a massa cinzenta é a camada mais externa. Ele desempenha um papel significativo na função do dia a dia. A substância branca é o tecido cerebral mais profundo. Ele contém fibras nervosas que ajudam o cérebro a enviar sinais nervosos elétricos com mais rapidez e eficiência.

O cérebro contém vários tipos de nervos. Os nervos transmitem mensagens enviando impulsos elétricos para frente e para trás entre o cérebro, os órgãos e os músculos. Os nervos no cérebro são chamados de nervos cranianos. Existem 12 pares de nervos cranianos do cérebro para partes da cabeça e rosto. Esses nervos são responsáveis por sensações específicas, como audição, paladar ou visão. A substância branca são os feixes de fibras que conectam as células cerebrais. Existem numerosos tratos de substância branca que conectam uma área do cérebro a outra, bem como estruturas profundas no cérebro. Esses tratos de substância branca também podem viajar para o tronco cerebral e a medula espinhal, de modo que as informações possam ser retransmitidas do cérebro para se comunicar com o resto do corpo e as informações do corpo possam viajar para o cérebro.

Figura 10: Substância branca e cinzenta. Podem-se observar as substâncias branca (mais interna) e cinzenta (mais externa) no corte coronal do cérebro. Ao centro destaca-se o espaço ventricular (ventrículos laterais e terceiro ventrículo)

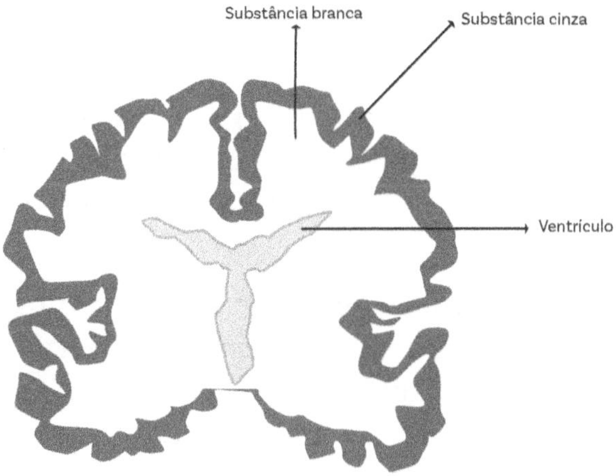

Fonte: Editora Freitas Bastos

Embora a maioria das células cerebrais resida na superfície do cérebro (chamada massa cinzenta) e o cabeamento (massa branca) seja profundo e conecte várias partes do cérebro, existem alguns núcleos (coleção de células cerebrais) que residem profundamente no cérebro. Eles incluem:

Tálamo: é uma estrutura que reside profundamente em seu cérebro e acima do tronco cerebral. Essa estrutura às vezes é chamada de painel de controle do sistema nervoso central. Ele transmite várias informações sensoriais, como visão, som ou toque, para o córtex cerebral do resto do corpo.

Hipotálamo: fica abaixo do tálamo. É importante na regulação de várias funções hormonais, função autonômica, fome, sede e sono. O hipotálamo e a glândula pituitária são estruturas importantes envolvidas no controle do sistema hormonal.

Glândula pituitária: envia hormônios para diferentes órgãos do corpo.

Gânglios da base: são um grupo de núcleos profundos no cérebro que são importantes no controle de seus movimentos, incluindo aprendizado e planejamento motor.

Núcleos do tronco cerebral: existem vários núcleos situados no tronco cerebral envolvidos em uma variedade de funções diferentes, incluindo células que dão origem a vários nervos cranianos importantes, função normal do sono, funções autonômicas (respiração e frequência cardíaca) e dor.

Formação reticular: faz parte do tronco cerebral e dos núcleos talâmicos. Estes são uma parte do seu sistema de ativação reticular (núcleos mais a substância branca que conecta esses núcleos), que se encontra no tronco cerebral, hipotálamo e tálamo. O sistema de ativação reticular (RAS) medeia seu nível de percepção, consciência e foco. Eles também ajudam a controlar suas transições sono-vigília e função autonômica.

Por muitos anos, os cientistas pensaram que o cérebro humano tinha 100 bilhões de células nervosas (neurônios). Hoje, sabemos que o número real está próximo de 86 bilhões.

O cérebro contém dois tipos de células:

Os neurônios enviam e recebem sinais nervosos elétricos. As células gliais ajudam a manter o cérebro, formam a mielina (uma substância gordurosa e protetora encontrada na substância branca) e fornecem nutrição ao cérebro.

Dentro do tálamo fica uma pequena estrutura chamada hipotálamo. O hipotálamo faz parte do seu sistema límbico, que controla as emoções. Ele envia sinais nervosos para a glândula pituitária. Ajuda a controlar funções como: apetite, temperatura corporal, emoções, produção de hormônios, ciclos de sono e vigília.

No cérebro também há a glândula pineal, que secreta o hormônio melatonina. A melatonina controla como a melanina confere pigmentação à pele. A melatonina também desempenha um papel na regulação dos ciclos de sono e vigília.

8.1 DISTÚRBIOS PODEM AFETAR O CÉREBRO

Cerca de 1 em cada 6 pessoas tem algum tipo de problema cerebral. Existem muitos tipos de distúrbios cerebrais e condições que variam em gravidade, incluindo:

Doença de Alzheimer e demência: Perda progressiva das funções cognitivas (cérebro), como memória, resolução de problemas ou linguagem.

Esclerose lateral amiotrófica (ELA): Um distúrbio neuromuscular em que as células nervosas do cérebro se rompem.

Transtorno do espectro do autismo (TEA): Um transtorno do desenvolvimento que pode afetar sua capacidade de se comunicar, regular o comportamento ou interpretar sinais sociais.

Tumor cerebral: massa irregular de células que começa no cérebro e cresce descontroladamente.

Epilepsia: um distúrbio cerebral que interrompe a atividade das células nervosas do cérebro, levando a convulsões.

Doença de Parkinson: Uma doença progressiva do sistema nervoso que geralmente começa com tremores (tremores incontroláveis).

AVC: Uma interrupção do suprimento de sangue para o cérebro, devido a um bloqueio de artéria ou ruptura de artéria (estouro).

Alguns bebês nascem com uma doença cerebral. Condições hereditárias, diferenças genéticas ou lesões no útero ou no nascimento podem causar essas condições.

Lesões podem levar a danos cerebrais. Quando a pessoa sofre um golpe na cabeça, pode sofrer uma lesão cerebral traumática (LCT) ou concussão.

Raramente, lesões cerebrais graves podem levar a uma condição como epilepsia ou demência. Muitas pessoas se recuperam de uma concussão ou lesão cerebral. Lesões repetidas na cabeça podem levar à encefalopatia traumática crônica (ETC), uma condição que causa problemas de pensamento que pioram progressivamente.

8.2 ASPECTOS GERAIS

Quando a pessoa nasce, o cérebro pesa cerca de meio quilo. Ao longo da infância, o cérebro cresce para cerca de 2 quilos. A maior parte do desenvolvimento do cérebro ocorre entre o nascimento e a adolescência. Mas o cérebro continua se desenvolvendo ao longo dos 20 anos. O desenvolvimento do cérebro normalmente atinge o pico na meia-idade.

O cérebro é um órgão essencial que permite que a pessoa perceba e interaja com o mundo ao seu redor. Ele recebe e interpreta todas as informações sensoriais que o indivíduo encontra. Uma série de condições pode afetar o cérebro. A pessoa pode apoiar a saúde do seu cérebro dormindo bem, comendo uma dieta saudável, fazendo exercícios e fazendo outras escolhas de estilo de vida saudável.

Figura 11: Doença de Parkinson. Observa- se o corpo estriado composto pelos núcleos putâmen e caudado. Na doença de Parkinson, os neurônios que produzem dopamina, localizados na substância nigra se degeneram, havendo o comprometimento da via dopaminérgica

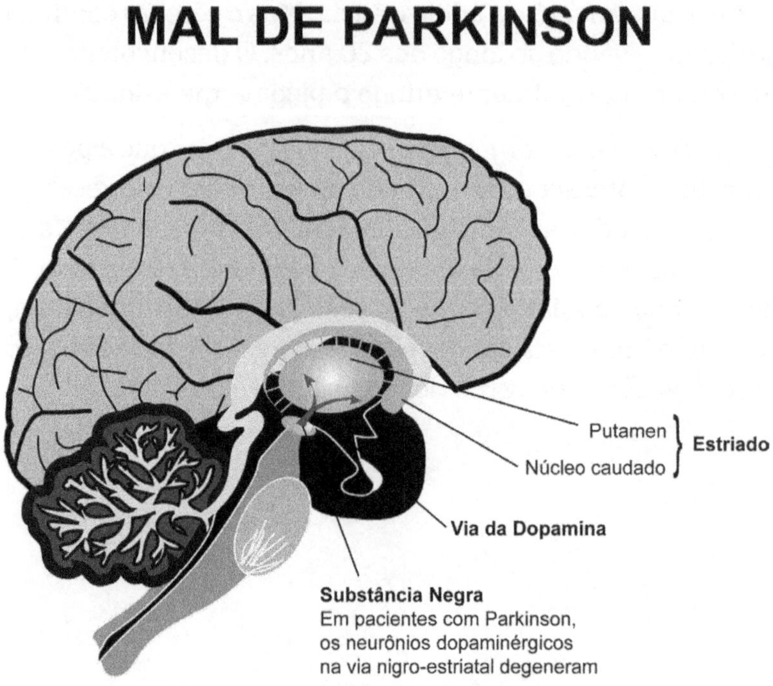

Fonte: Editora Freitas Bastos

8.3 A NEUROBIOLOGIA DO COMPORTAMENTO SEXUAL E SOCIAL

As áreas do cérebro que controlam o comportamento sexual masculino também influenciam outros comportamentos sociais, incluindo comportamento sexual feminino, comportamento maternal, agressão e marcação territorial. A maioria dessas áreas, exceto o mesencéfalo, contém abundantes receptores de esteroides e todas influenciam mais de um comportamento. Hormônios perinatais, adolescentes e adultos podem fornecer um viés para respostas sexualmente dimórficas a estímulos sociais. Não está claro se os mesmos neurônios dentro de uma estrutura contribuem para mais de um comportamento, ou se os neurônios específicos para um comportamento estão entre aqueles específicos para outros comportamentos. No entanto, existem temas comuns subjacentes aos vários comportamentos sociais e aos mecanismos neurais que os controlam.

O desenvolvimento do cérebro tem um curso de tempo prolongado em humanos, começando na terceira semana após a concepção e estendendo-se até a terceira década de vida. O cérebro se desenvolve em 7 fases bem definidas que se sobrepõem e se repetem ao longo do desenvolvimento. Os distúrbios do neurodesenvolvimento surgem quando os processos envolvidos durante a construção do cérebro dão errado. As experiências de um indivíduo desempenham um papel fundamental na produção de um cérebro construído exclusivamente para complementar o nicho ambiental que o indivíduo ocupa.

No geral, as experiências que alteram o epigenoma no início da vida podem ter um efeito poderoso na saúde e condicionamento físico de um indivíduo (tanto físico quanto mental) por toda a vida. Mesmo pequenas variações ambientais no útero podem resultar em diferenças reconhecíveis na funcionalidade cognitiva e na estrutura do cérebro pós-natal. As mudanças físicas, químicas, biológicas e sociais do ambiente que ocorrem após o nascimento também afetam profundamente os cérebros em desenvolvimento.

Tais mudanças são reguladas epigeneticamente. Embora a epigenética modifique o desenvolvimento do cérebro para aumentar a adaptabilidade e resiliência em preparação para futuros desafios ambientais, a trajetória de desenvolvimento resultante pode não ser ideal, pois é impossível prever circunstâncias futuras em níveis precisos. Por exemplo, a idade adulta pode trazer circunstâncias para as quais um perfil epigenético não é otimizado, tornando-o ineficaz diante de novas condições. Se o indivíduo se desenvolveu em um ambiente ideal, pode estar despreparado para uma introdução em condições estressantes ou desafiadoras. Por outro lado, o desenvolvimento caracterizado por estresse e adversidade também pode levar a indivíduos adultos facilmente estressados e hipervigilantes, mesmo em condições relativamente ideais. Felizmente, as modificações epigenéticas não são permanentes no cérebro, o que significa que os indivíduos ainda são capazes de se adaptar a seus ambientes quando adultos. Há também potencial para alterar modificações epigenéticas anteriores e, assim, remodelar o cérebro plástico.

CAPÍTULO 9

NERVOS CRANIANOS E ESPINAIS

Os nervos cranianos e espinhais são os tipos de nervos no sistema nervoso periférico. A principal diferença entre os nervos cranianos e espinhais é que os nervos cranianos surgem do cérebro e são distribuídos nas áreas da cabeça, pescoço e regiões faciais, enquanto os nervos espinhais surgem da medula espinhal e são distribuídos em outras partes do corpo, como pele, músculos esqueléticos e vasos sanguíneos. Os nervos cranianos são compostos por 12 pares de nervos, enquanto os nervos espinhais são compostos por 31 pares de nervos.

Os nervos cranianos são os 12 pares de nervos que surgem do encéfalo. Apenas os nervos olfativos (NC I) e ópticos (NC II) surgem do cérebro, enquanto o resto dos nervos surge do tronco encefálico, ou seja, do mesencéfalo, ponte ou bulbo. O nervo oculomotor (NC III) origina-se da junção ponto-mesencéfalo. O nervo traqueal (NC IV), que consiste no maior comprimento intracraniano dos nervos cranianos, origina-se do mesencéfalo. Os nervos trigêmeos (NC V) surgem da ponte. Os nervos abducente (NC VI), facial (NC VII) e vestibulococlear (NC VIII) surgem da junção pontina-medular. Os nervos glossofaríngeo (NC IX), vago (NC X) e acessório (NC XI) surgem da oliva posterior da Medula Oblongata. O hipoglosso (NC XII) origina-se do núcleo do hipoglosso no tronco encefálico. A origem de cada nervo craniano no cérebro é mostrada na figura a seguir.

Figura 12: Nervos cranianos

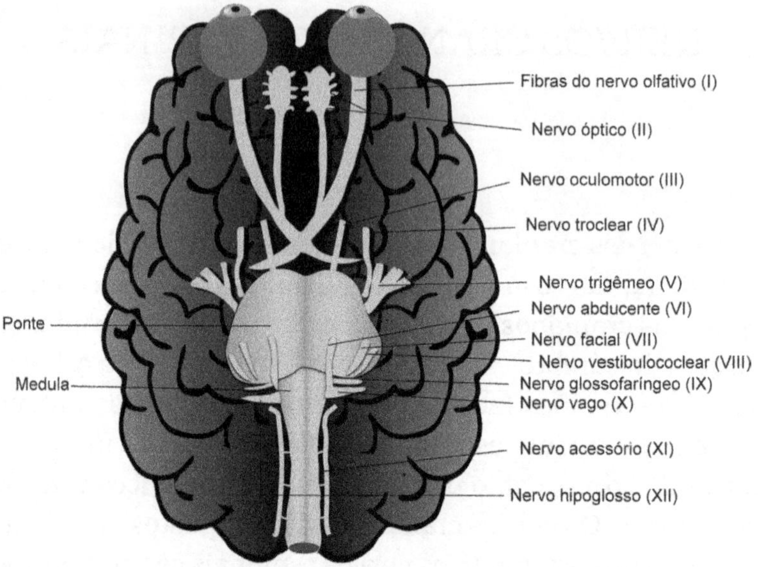

Fonte: Editora Freitas Bastos

Com base na figura acima se pode de modo geral destacar que o Nervo olfativo (NC I) transmite a sensação do olfato (sensitivo), o nervo óptico (NC II), transmite visão (sensitivo), o nervo oculomotor (NC III), o nervo troclear (NC IV) e o nervo abducente (NC VI) coordenam os movimentos dos olhos (motores), o nervo trigêmeo (NC V) transmite sensação à pele do rosto e controla os músculos da mastigação (mastigação) (misto), o nervo facial (NC VII) controla as expressões faciais e as sensações gerais da face (misto), o nervo vestibulococlear (NC VIII) transmite audição e equilíbrio (sensitivo), o nervo glossofaríngeo (NC IX) transmite salivação, sensação oral e paladar (motor), o nervo vago (NC X) controla a frequência cardíaca e a digestão (misto), o nervo acessório (NC XI) fornece funções motoras para o músculo esternocleidomastoideo (motor), o nervo hipoglosso (XII) controla o movimento da língua (motor).

Os nervos espinhais são pares de nervos que se originam das raízes nervosas da medula espinhal. 31 pares de nervos espinhais podem ser encontrados em vertebrados. Todos os 31 pares de nervos são classificados em cinco grupos como 8 pares de nervos cervicais, 12 pares de nervos torácicos, 5 pares de nervos lombares, 5 pares de nervos sacrais e um par de pares de nervos coccígeos. Os nervos espinhais estão ligados à medula espinhal por duas raízes. Eles são a raiz sensorial dorsal e a raiz motora ventral. Os impulsos sensoriais como temperatura, toque, dor, pressão e senso de posição são levados ao cérebro pela raiz sensorial. Os impulsos do sistema nervoso central são levados aos órgãos efetores pela raiz motora.

Figura 13: Nervos espinais

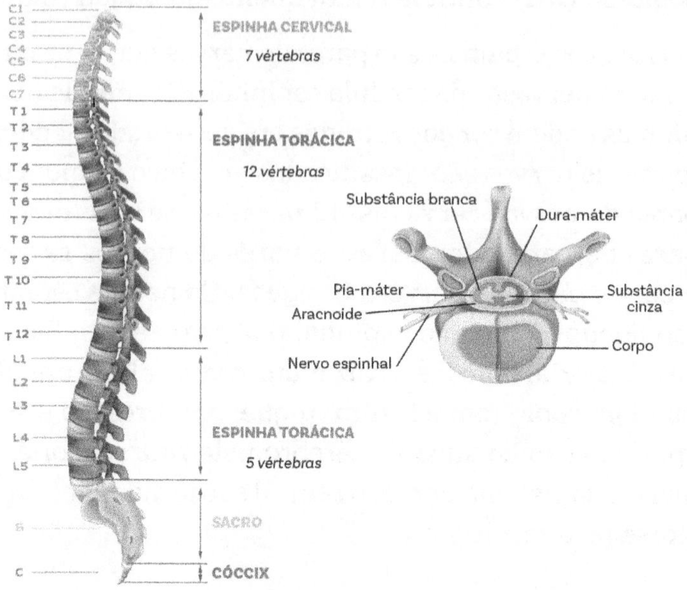

Fonte: Editora Freitas Bastos

Com base na figura acima, pode-se observar que uma vez que os nervos espinhais saem da medula espinhal, eles passam pelo forame intervertebral. Por fim, esses nervos espinhais formam redes chamadas plexos, compostas por quatro ramos. Os quatro ramos são o plexo cervical, o plexo braquial, o plexo lombar e o plexo sacral. O plexo cervical transporta nervos para o pescoço e ombros. O plexo braquial transporta nervos para o braço e parte superior das costas. O plexo lombar transporta nervos para os músculos do abdome e das pernas. O plexo sacral transporta nervos para a parte posterior da coxa, parte inferior da perna e todo o pé.

Como similaridades entre os nervos, pode-se considerara que os nervos cranianos e espinhais são componentes do sistema nervoso periférico. Ambos os nervos cranianos e espinhais estão envolvidos na conexão de órgãos e músculos do corpo ao sistema nervoso central para a coordenação das funções do corpo.

Em relação à diferença entre nervos cranianos e espinais ressalta-se que os nervos cranianos surgem diretamente do cérebro e passam por aberturas separadas no crânio, ao passo que os nervos espinhais são uma série de nervos pareados que se originam das raízes nervosas da medula espinhal em ambos os lados.

Quanto ao número de Pares os nervos cranianos compreendem 12 pares de nervos, enquanto que os nervos espinhais compreendem 31 pares de nervos. No que diz respeito à numeração os nervos cranianos são numerados de I a XII, no entanto, os nervos espinhais são classificados em cinco grupos como 8 pares de nervos cervicais, 12 pares de nervos torácicos, 5 pares de nervos lombares, 5 pares de nervos sacrais e um par de pares de nervos coccígeos.

No tocante à distribuição os nervos cranianos estão distribuídos na cabeça, pescoço e regiões faciais, já os nervos espinhais estão distribuídos na pele, glândulas sudoríparas, mucosas, vasos sanguíneos, articulações e músculos esqueléticos.

Quanto ao quesito estrutura os nervos cranianos podem conter neurônios sensoriais/motores/mistos, enquanto que todos os nervos espinhais são compostos de neurônios sensoriais e motores.

Sob o aspecto da função os nervos cranianos estão envolvidos na visão, olfato, audição, paladar e movimentos oculares. Os nervos espinhais estão envolvidos no movimento, sensação e secreção de suor.

Os nervos cranianos e espinhais são os dois componentes do sistema nervoso periférico. Ambos os tipos de nervos estão envolvidos na conexão dos órgãos internos e músculos ao sistema nervoso central para coordenar as funções do corpo. Os nervos cranianos surgem do cérebro e são distribuídos no cérebro, pescoço e áreas faciais. Em contraste, os nervos espinhais surgem da medula espinhal e são distribuídos no resto do corpo. Portanto, a principal diferença entre os nervos cranianos e espinhais está em seus caminhos.

Figura 14: Anatomia do nervo

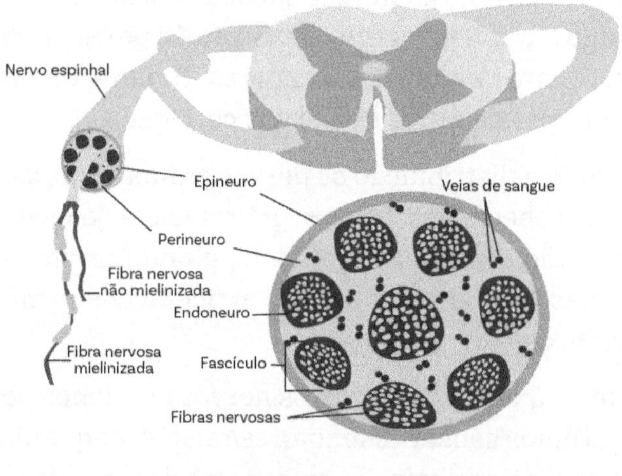

Fonte: Editora Freitas Bastos

Na figura acima, referente à anatomia de um nervo, destaca-se um nervo espinal, onde se pode observar uma fibra nervosa mielinizada e uma fibra nervosa amielinizada, na constituição do nervo. No corte transversal, destacam-se o epineuro (envolvendo o nervo), o perineuro (envolvendo os fascículos) e o endoneuro (envolvendo a fibra nervosa), bem como os vasos sanguíneos.

9.1 DERMÁTOMOS, MIÓTOMOS E PLEXOS

Um dermátomo é uma área da pele suprida por um único nervo espinhal. Se você imaginar o corpo humano como um mapa, cada dermátomo representa a área da pele suprida de sensações por uma raiz nervosa específica. É importante lembrar que os dermátomos da cabeça são supridos pelos ramos V1, V2 e V3 do nervo trigêmeo. Ao avaliar a sensação, áreas próximas aos limites do dermátomo devem ser evitadas para minimizar o risco de má interpretação. As listas abaixo descrevem os locais que podem ser usados para avaliar os dermátomos da cabeça, membro superior, tronco e membros inferiores. Também incluímos uma seleção de mapas de dermátomos para demonstrar a região da pele que cada dermátomo cobre.

Figura 15: Dermátomos

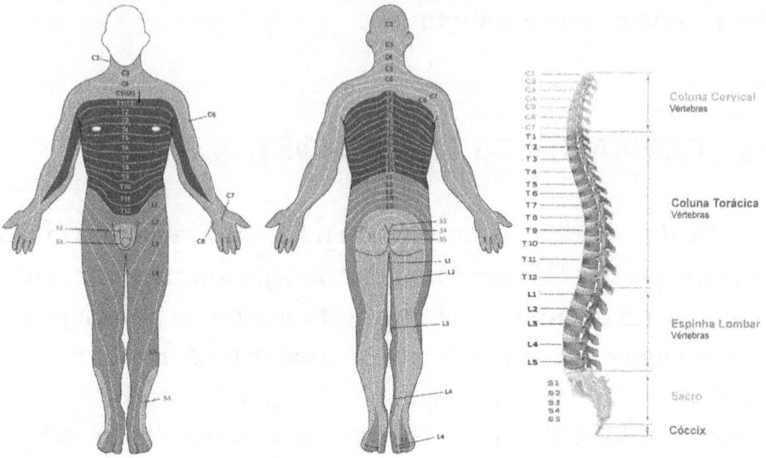

Fonte: Editora Freitas Bastos

Um miótomo é um grupo de músculos inervados por um único nervo espinhal.

9.2 MORFOFISIOLOGIA BÁSICA E APLICADA DOS NERVOS

Os nervos periféricos são órgãos que atingem todos os tecidos fazendo ramificações complexas e servem de comunicação como integridade e interação entre axônios e órgãos periféricos. Todas essas funções estão diretamente relacionadas ao desenvolvimento dos nervos periféricos. Por razões éticas, bem como por condições limitadas, é bastante difícil encontrar amostras de nervos humanos em fetos. Portanto, a maioria dos estudos sobre esse tópico foi realizada em animais de experimentação.

Os nervos periféricos consistem em axônios de neurônios sensoriais primários, neurônios motores inferiores (LMNs) e neurônios autonômicos pré-ganglionares e pós-ganglionares. Os axônios sensoriais primários possuem receptores sensoriais (elementos transdutores) em suas extremidades periféricas (distais), contíguas ao segmento inicial do axônio. A porção proximal do axônio entra no sistema nervoso central (SNC) e termina em núcleos sensoriais secundários associados a canais reflexos, cerebelares e lemniscais. LMNs no corno anterior da medula espinhal enviam axônios através das raízes ventrais (anteriores) para viajar nos nervos periféricos até os músculos esqueléticos, com os quais formam junções neuromusculares. Os neurônios pré-ganglionares autônomos enviam axônios através das raízes ventrais para terminar em gânglios autônomos ou na medula adrenal. Neurônios pós-ganglionares enviam axônios para nervos esplâncnicos ou periféricos e formam junções neuroefetoras com músculo liso, músculo cardíaco, glândulas secretoras, células metabólicas e células do sistema imunológico.

Os nervos periféricos se formam pela união das raízes dorsais e ventrais e por subsequente ramificação, semelhante ao processo que ocorre através do plexo braquial. Os nervos periféricos terminais resultantes contêm categorias limitadas de tipos axonais, incluindo axônios LMN (alfa e gama); axônios sensoriais primários (ambos mielinizados e não mielinizados); e axônios autônomos (principalmente axônios simpáticos pós-ganglionares). Lesões destrutivas em nervos periféricos podem causar paralisia flácida de músculos esqueléticos inervados (com perda de tônus e atrofia por desnervação); perda de alguns ou todos os aspectos da sensação somática no território inervado; e alguma disfunção autonômica resultante da perda da inervação simpática (por exemplo, vasodilatação e falta de sudorese). Uma lesão irritativa de um nervo periférico geralmente se manifesta como dor que irradia para o território inervado.

O bloqueio do nervo periférico oferece inúmeros benefícios no período perioperatório, incluindo analgesia aprimorada, diminuição de náuseas e vômitos, perfis de recuperação superiores e melhor custo-efetividade. O desenvolvimento de técnicas guiadas por ultrassom aumentou dramaticamente a popularidade do bloqueio do nervo periférico, não apenas por anestesiologistas, mas também em outras especialidades, como medicina de emergência. A incidência de lesão nervosa relacionada ao bloqueio de nervo periférico é muito baixa; no entanto, continua sendo uma consideração importante devido ao seu impacto nos pacientes afetados, ao potencial de prevenção por meio do entendimento de sua fisiopatologia e à capacidade de melhorar o prognóstico com investigação e tratamento adequados.

Os nervos periféricos podem ser aprisionados em um túnel anatômico (túnel do carpo, túnel ulnar) ou comprimidos por pressão externa (nervo fibular na cabeça da fíbula) ou por estruturas anatômicas anormais. Cistos ou tumores ganglionares também podem danificar os nervos periféricos. A história clínica e o exame geralmente são úteis para um diagnóstico exato. O estudo eletrofisiológico é o padrão-ouro para confirmar a lesão do nervo periférico, localizar o local de encarceramento ou compressão e avaliar o grau de dano do nervo. As técnicas de imagem estão crescendo em interesse para diagnosticar lesões de nervos periféricos.

Figura 16: Inervação do músculo esquelético

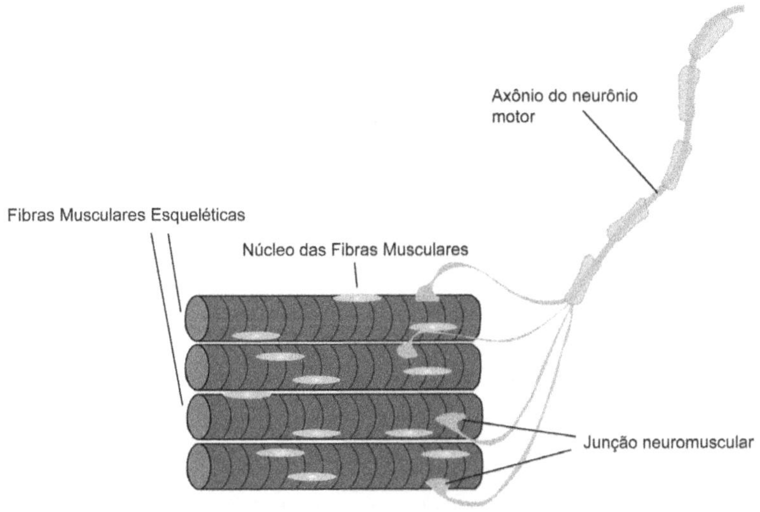

Fonte: Editora Freitas Bastos

Observe o axônio mielinizado do neurônio motor cujas extremidades participam nas junções neuromusculares. Nas fibras musculares esqueléticas destacam-se os núcleos periféricos das células musculares estriadas esqueléticas.

Podemos classificar grupos de nervos em plexos:

Plexo cervical (C1 – C4): inerva o diafragma, ombros e pescoço.

Plexo braquial (C5 – T1): inerva os membros superiores.

Plexo lombossacral (L2 – S4): inerva as extremidades inferiores.

Figura 17: Plexos nervosos

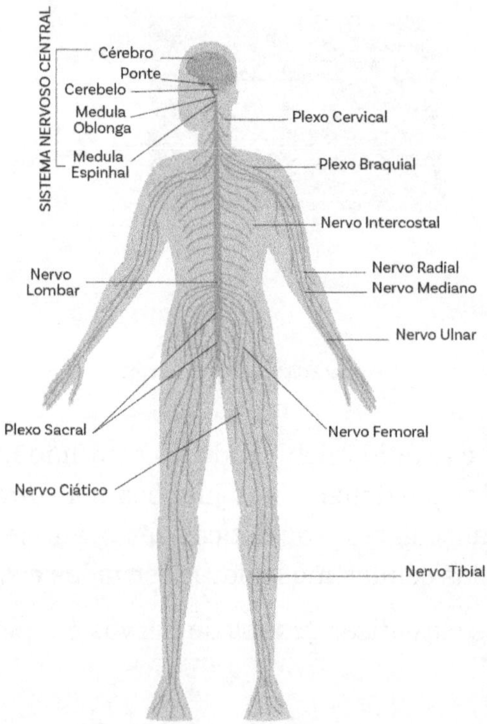

https://www.freepik.com/free-vector/human-nervous-system-infographics_26762570.htm#page=2&query=anatomy%20brain&position=31&from_view=search&track=ais

Na imagem destacam-se os plexos cervical, braquial, intercostal e sacral.

CAPÍTULO 10

SISTEMA NERVOSO AUTÔNOMO

O sistema nervoso autônomo é uma rede de nervos que regula os processos corporais inconscientes. O sistema autônomo é a parte do sistema nervoso periférico responsável pela regulação das funções involuntárias do corpo, como batimentos cardíacos, fluxo sanguíneo, respiração e digestão. Por causa disso, o sistema nervoso autônomo às vezes também é conhecido por outro nome: o sistema nervoso involuntário.

Este sistema é ainda dividido em três ramos: o sistema simpático, o sistema parassimpático e o sistema nervoso entérico.

Figura 18: Divisões do sistema nervoso

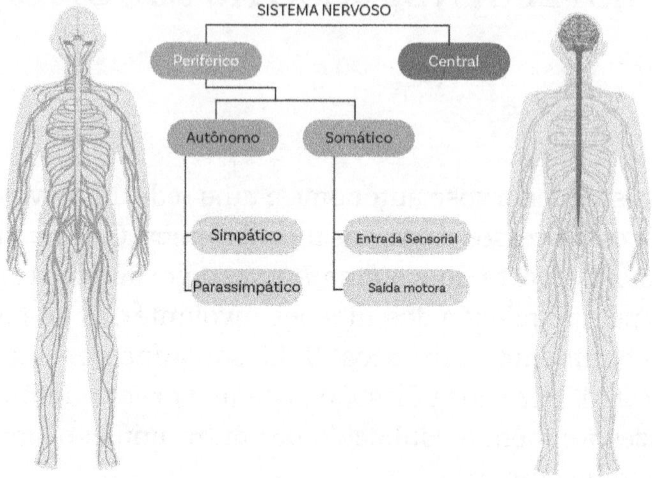

Fonte: https://www.freepik.com/free-vector/human-nervous-system-infographics_26762570.htm#page=2&query=anatomy%20 brain&position=31&from_view=search&track=ais

Em relação á imagem, observa-se a divisão do sistema nervoso em periférica e central bem como, a subdivisão do sistema nervoso periférico em autônomo e somático, considerando que o sistema nervoso autônomo é dividido em simpático e parassimpático, enquanto que no sistema nervoso somático há a "entrada" sensorial e a "saída" motora.

No tocante ao sistema nervoso parassimpático, considera-se que esta parte do sistema nervoso autônomo ajuda a manter as funções corporais normais e conserva os recursos físicos. Essa divisão também realiza tarefas como controlar a bexiga, diminuir a frequência cardíaca e contrair as pupilas dos olhos.

No que diz respeito ao sistema nervoso simpático, ressalta-se que esta divisão regula as respostas de luta ou fuga. O sistema simpático também realiza tarefas como relaxar a bexiga, acelerar a frequência cardíaca e dilatar as pupilas dos olhos.

Quanto ao sistema nervoso entérico, esta é a parte do sistema nervoso autônomo que controla o trato gastrointestinal e a digestão dos alimentos.

O sistema nervoso autônomo opera recebendo informações do ambiente e de outras partes do corpo. Os sistemas simpático e parassimpático tendem a ter ações opostas nas quais um sistema desencadeará uma resposta enquanto o outro a inibirá.

Tradicionalmente, acreditava-se que a estimulação ocorresse por meio do sistema simpático, enquanto a inibição ocorria por meio do sistema parassimpático. No entanto, muitas exceções foram encontradas.

Atualmente, o sistema simpático é visto como um sistema de resposta rápida que mobiliza o corpo para a ação, enquanto se acredita que o sistema parassimpático aja muito mais lentamente para amortecer as respostas.

Por exemplo, o sistema nervoso simpático atuará para aumentar a pressão sanguínea, enquanto o sistema nervoso parassimpático atuará para abaixá-la. Os dois sistemas trabalham em conjunto para gerenciar as respostas do corpo, dependendo da situação e da necessidade.

Se, por exemplo, uma pessoa estiver enfrentando uma ameaça e precisar fugir, o sistema simpático rapidamente mobilizará seu corpo para agir. Uma vez que a ameaça tenha passado, o sistema parassimpático começará a amortecer essas respostas, retornando lentamente seu corpo ao seu estado normal de repouso.

Os órgãos internos regulados pelo sistema nervoso autônomo incluem o coração, vasos sanguíneos, estômago, intestino, fígado, bexiga, pulmões, pupilas, órgãos genitais, glândulas digestivas e rins. O sistema autônomo controla uma variedade de processos internos, incluindo: pressão arterial, temperatura corporal, taxa de respiração (respiratória), sistema circulatório, digestão, equilíbrio eletrolítico, respostas emocionais, glândulas da boca, nariz e olhos, sistema imune, frequência cardíaca, função do fígado, metabolismo, função do pâncreas, resposta pupilar, produção de fluidos corporais, incluindo suor e saliva, resposta sexual, pele, incluindo suor e os músculos que fazem com que os pelos do corpo fiquem em pé, micção e defecação.

As vias nervosas autônomas conectam diferentes órgãos ao tronco cerebral ou à medula espinhal. Existem também dois neurotransmissores principais, ou mensageiros químicos, que são importantes para a comunicação dentro do sistema nervoso autônomo, a acetilcolina é frequentemente usada no sistema parassimpático para ter um efeito inibidor. A norepinefrina geralmente atua no sistema simpático para ter um efeito estimulante no corpo.

10.1 DISTÚRBIOS AUTONÔMICOS

Quando os componentes parassimpáticos e simpáticos do sistema nervoso autônomo ficam fora de sincronia, as pessoas podem apresentar um distúrbio autonômico, também chamado de disautonomia.

Existem vários tipos de distúrbios autonômicos, cada um com seu próprio conjunto de sintomas, incluindo:

Paralisia autonômica aguda: Esta condição, também conhecida como disreflexia autonômica, é causada por lesão na medula espinhal na parte superior das costas, levando a pressão arterial perigosamente alta e baixa frequência cardíaca.

Insuficiência barorreflexa aferente: esta é uma condição rara que leva a mudanças na pressão arterial e na frequência cardíaca, que podem incluir episódios de hipertensão grave.

Disautonomia familiar (síndrome de Riley-Day): é um distúrbio genético que afeta o desenvolvimento das células do sistema nervoso autônomo, levando a problemas de digestão, produção de lágrimas, regulação da pressão arterial e respiração.

Atrofia de múltiplos sistemas: Esta é uma condição neurodegenerativa progressiva que afeta o movimento e o sistema autônomo. As pessoas com esta condição podem sofrer desmaios, perda do controle da bexiga, tremores e problemas de mobilidade.

Hipotensão ortostática: uma condição que faz com que a pressão arterial caia repentinamente quando uma pessoa se levanta. A condição é frequentemente ligada à neuropatia diabética causada pelo diabetes tipo 2.

Hipotensão pós-prandial: é uma condição caracterizada por uma queda excessiva da pressão arterial que ocorre após uma refeição. Pode resultar em tonturas, tonturas, desmaios e quedas.

Insuficiência autonômica pura: Esta é uma condição neurodegenerativa que afeta o sistema nervoso autônomo periférico e causa hipotensão ortostática.

Esses distúrbios podem ocorrer sozinhos. No entanto, eles também podem ser causados por outras condições que perturbam o sistema nervoso autônomo, incluindo: envelhecimento, abuso de álcool ou drogas, doença auto-imune, câncer, síndrome da fadiga crônica, diabetes, mal de Parkinson, neuropatia periférica, distúrbios da medula espinhal e trauma.

SINTOMAS DE DISTÚRBIOS AUTONÔMICOS

Se uma pessoa está passando por interrupções no sistema nervoso autônomo, pode ter um ou mais dos seguintes sintomas apontados a seguir. Algumas pessoas experimentam um conjunto de sintomas de uma vez e outro conjunto de sintomas em outros momentos.

Os sintomas podem ser fugazes e imprevisíveis ou desencadeados por situações ou ações específicas, como após a ingestão de certos alimentos ou após levantar-se rapidamente. Podem-se, portanto destacar: dificuldade em esvaziar a bexiga, dores de diferentes intensidades, tontura ou tontura ao ficar de pé, disfunção erétil, desmaios, fadiga e inércia, sintomas gastrointestinais, hipotensão (pressão arterial baixa), falta de resposta pupilar, falta de suor ou sudorese profusa, dormência e formigamento, ansiedade ou depressão severa, taquicardia (frequência cardíaca acelerada) e incontinência urinária.

Figura 19: Sistemas somático e autônomo

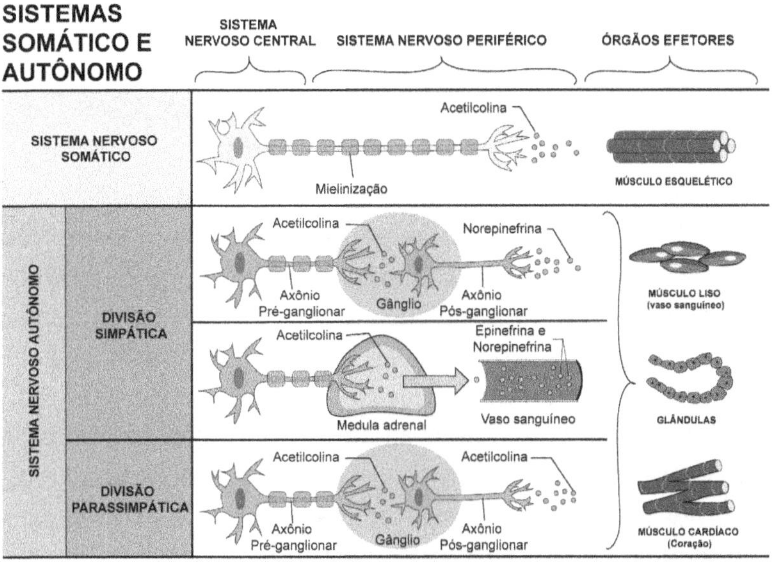

Fonte: Editora Freitas Bastos

Ao observar a imagem, quanto ao sistema nervoso somático, nota-se que o corpo celular do neurônio está localizado no sistema nervoso central, ao passo que o axônio do referido neurônio localiza-se no sistema nervoso periférico, apresentando nas suas extremidades terminais (telodendros), a liberação de acetilcolina ao nível da sinapse estabelecida com as células musculares esqueléticas. Quanto ao sistema nervoso autônomo, ao nível da divisão simpática, destacam-se os neurônios pré-ganglionares colinérgicos, liberando acetilcolina dentro do gânglio nervoso ou na medula das glândulas suprarrenais, e os neurônios pós-ganglionares liberando norepinefrina em nível sináptico ou também, em adicional, epinefrina na corrente sanguínea. Na divisão parassimpática, os neurônios pós-ganglionares colinérgicos, liberam acetilcolina em nível sináptico. O sistema nervoso autônomo modula as atividades das musculaturas lisa e cardíaca, bem como glandular.

10.2 FISIOLOGIA VISCERAL ASSOCIADA AO SISTEMA NERVOSO AUTÔNOMO

O sistema autônomo se estende do sistema nervoso central ao periférico com numerosas regiões pré-ganglionares e pós-ganglionares que ajudam a manter e controlar a homeostase do sistema. A extensa distribuição dos sistemas nervosos simpático, parassimpático e entérico ajuda a manter o controle reflexo regional da função autonômica com entrada moduladora de sistemas mais centrais. Esses sistemas permitem ajustes rápidos da pressão arterial, frequência cardíaca, bem como reatividade vascular dentre outras respostas viscerais.

A distribuição anatômica do sistema nervoso autônomo é complexa e envolve múltiplas áreas do sistema nervoso central e periférico. O sistema autônomo é derivado de células da crista neural e se desenvolve em fenótipos autônomos com características específicas de neurotransmissores. A atividade do sistema nervoso autônomo é controlada por neurônios centrais que respondem a estímulos aferentes generalizados. A neuroanatomia autonômica fornece um pano de fundo para entender as funções básicas do sistema nervoso autônomo.

O trato gastrointestinal medeia a digestão, absorção e transporte de alimentos e resíduos. Existem vários sistemas envolvidos na digestão, mas o processo começa com a função salivar. Paladar e olfato ativam nervos aferentes que enviam um sinal para os centros secretores da medula. Fibras parassimpáticas pré-ganglionares eferentes seguem através do nervo facial para as glândulas submaxilares e sublinguais e para a glândula parótida através do nervo glossofaríngeo.

O controle da função urinária envolve dois cenários gerais: a retenção da urina sem incontinência e a expulsão da urina no momento adequado. Um aumento na função parassimpática promove a micção e um aumento na função simpática promove a retenção urinária. O armazenamento de urina é modulado por reflexos nervosos simpáticos e pudendos da medula espinhal lombossacral, a retenção urinária é mediada por vias simpáticas.

A função sexual masculina e feminina difere em muitos aspectos, embora as vias autonômicas e a fisiologia sejam semelhantes entre os gêneros. A excitação sexual, ingurgitamento tecidual no tecido clitoriano e peniano, detumescência, secreção glandular e contração dos músculos é semelhante em homens e mulheres. O sistema nervoso central, através do núcleo paraventricular e sistemas límbicos (incluindo o córtex pré-frontal, hipocampo, amígdala, mesencéfalo, ponte e medula), está envolvido na excitação sexual.

A termorregulação em humanos é um processo complexo. O hipotálamo regula a temperatura corporal através dos neurônios pré-ópticos e hipotalâmicos anteriores que são sensíveis ao frio e ao calor. Os neurônios hipotalâmicos também integram informações da temperatura da pele. Os neurônios térmicos hipotalâmicos tendem a ter um ponto de ajuste muito bem regulado, mas certas situações podem modular o ponto de ajuste térmico. Por exemplo, a liberação de pirogênios durante a febre causa uma diminuição na sensibilidade do neurônio sensível ao calor.

A função pupilar está sob controle autônomo. As fibras pré-ganglionares parassimpáticas do núcleo de

Edinger-Westphal fazem sinapse no gânglio ciliar, onde as fibras pós-ganglionares se estendem através dos nervos ciliares curtos até o esfíncter pupilar. Um aumento na atividade parassimpática causa constrição do esfíncter pupilar. Em contraste, a inervação pré-ganglionar simpática da cadeia simpática cervical faz sinapses no gânglio cervical superior, acarretando dilatação da pupila.

CAPÍTULO 11
NEUROPLASTICIDADE

A neuroplasticidade, também conhecida como plasticidade neural ou plasticidade cerebral, é um processo que envolve mudanças estruturais e funcionais adaptativas no cérebro. Uma boa definição é "a capacidade do sistema nervoso de alterar sua atividade em resposta a estímulos intrínsecos ou extrínsecos, reorganizando sua estrutura, funções ou conexões" como pode ocorrer em um acidente vascular cerebral ou lesão cerebral traumática (TCE). Essas alterações podem ser benéficas (restauração da função após lesão), neutras (sem alteração) ou negativas (podem ter consequências patológicas).

A neuroplasticidade pode ser dividida em dois mecanismos principais: (1) Regeneração neuronal/brotamento colateral: Isso inclui conceitos como plasticidade sináptica e neurogênese. (2) Reorganização funcional: Isso inclui conceitos como equipotencialidade, vicariação e diásquise.

Plasticidade após lesão: A neuroplasticidade é um processo complicado que ainda está sendo elucidado; no entanto, o conceito pode ser aplicado no cenário de lesão cerebral. A neuroplasticidade é tradicionalmente considerada como ocorrendo em 3 fases ou épocas.

Primeiras 48 horas: Dependendo do mecanismo da lesão (como acidente vascular cerebral ou TCE), há um dano inicial que se acumula como morte celular com a perda de certas vias corticais associadas aos neurônios perdidos. O cérebro tenta usar redes neuronais secundárias para manter a função.

As semanas seguintes: O recrutamento de células de suporte ocorre neste período, à medida que as vias corticais mudam de inibitórias para excitatórias. A plasticidade sináptica e novas conexões são feitas durante este período.

Semanas a meses depois: o cérebro continua a se remodelar por meio de brotamento axonal e reorganização adicional em torno do dano.

11.1 MECANISMOS DE NEUROPLASTICIDADE

REGENERAÇÃO NEURONAL/BROTAMENTO COLATERAL

Plasticidade sináptica: a plasticidade sináptica é a capacidade de fazer mudanças duradouras dependentes da experiência na força das conexões neuronais. Isso é melhor expresso com o conceito de potencialização de longo prazo. Descoberto pela primeira vez em 1973 por Bliss e Lomo ao estudar o hipocampo do coelho, a estimulação repetitiva de fibras pré-sinápticas resultou em altas respostas de células granulares de neurônios pós-sinápticos. Como o potencial pós-sináptico continuou por muito mais tempo do que o esperado, eles chamaram isso de potencialização de longo prazo. O que é teorizado que ocorre é que quando o neurônio pré-sináptico estimula o neurônio pós-sináptico, o neurônio pós-sináptico responde adicionando mais receptores de neurotransmissores, o que reduz o limiar necessário para ser estimulado pelo neurônio pré-sináptico.

Isso aumenta a sinapse ao longo do tempo de acordo com a ideia de Konorski e Hebb. A plasticidade sináptica pode ser influenciada positivamente por várias coisas, incluindo, mas não exclusivamente, exercício, ambiente, repetição de tarefas, motivação, neuromoduladores (como dopamina) e medicamentos/drogas. Envelhecimento e doenças neurodegenerativas têm sido associados a uma diminuição de neuromoduladores e podem contribuir para uma redução na capacidade de plasticidade sináptica. A teoria da plasticidade sináptica também cresceu para incluir mais da complexidade em evolução da comunicação sináptica. Esses incluem:

Plasticidade dependente do tempo de pico (STDP): incorpora o tempo dos potenciais de ação gerados pelos neurônios pré-sinápticos e pós-sinápticos para explicar como algumas sinapses são fortalecidas e outras são enfraquecidas.

Metaplasticidade: Isso amplia o conceito para incluir redes e envolve as mudanças dependentes da atividade nas sinapses e como elas respondem.

Plasticidade homeostática: Mecanismos que mantêm a homeostase da rede sináptica ao longo do tempo.

À medida que a pesquisa continua a se desenvolver, esses conceitos irão detalhar mais como a plasticidade sináptica pode influenciar o aprendizado e ajudar na recuperação da função no cérebro.

Neurogênese adulta: A neurogênese adulta é o conceito de que o cérebro continua a produzir novos neurônios. Os estudos de Ramon Cajal falharam em encontrar qualquer evidência de desenvolvimento de novos neurônios em adultos, o que levou ao seu "decreto severo" de que não havia novos neurônios depois que o desenvolvimento do cérebro parou. Essa visão continuou até que Josef Altman foi capaz de encontrar evidências de neurogênese em ratos adultos. Desde então, a neurogênese pôde ser descoberta em aves e outros pequenos mamíferos. Não foi demonstrado de forma convincente em humanos.

Existem dois locais propostos para a neurogênese adulta em humanos, um no bulbo olfatório e outro no hipocampo. Estudos usando biomarcadores específicos associados a neurônios em desenvolvimento têm sido usados para apoiar a ideia de neurogênese adulta em humanos. Esses biomarcadores são complicados, pois também foram encontrados em neurônios imaturos, células que podem ser encontradas no cérebro humano que não são recém-nascidas nem células migratórias. Juntamente com nenhuma evidência de uma estrutura semelhante a um nicho reconhecível no exame histológico (algo visto em outras espécies que exibem neurogênese adulta), a evidência é inconclusiva. Biomarcadores mais específicos provavelmente precisarão ser desenvolvidos para identificar neurônios recém-nascidos de neurônios imaturos para elucidar qual papel eles podem desempenhar na plasticidade do cérebro.

REORGANIZAÇÃO FUNCIONAL

Equipotencialidade e vicariação: Equipotencialidade é o conceito de que quando uma área do cérebro é danificada, o lado oposto do cérebro seria capaz de sustentar a função perdida. Esse conceito remonta pelo menos a Galeno, que era uma maneira de explicar por que o cérebro parecia "geminado". O cérebro teve perda da fala, embora o lado oposto estivesse intacto. Broca postulou que a reaprendizagem de certas funções, como a fala, era mais fácil para uma criança do que se um adulto sofresse perda. Esse conceito se transformou em equipotencialidade, o que significa que, se o dano ocorreu muito cedo, o cérebro tem o potencial de ser capaz de superar as funções perdidas.

Isso é um pouco diferente do pensamento de vicariação, que é quando o cérebro pode reorganizar outras partes do dele mesmo para ultrapassar funções que não deveriam. Broca desenvolveu essa teoria depois de ver que alguns de seus pacientes tinham uma função preservada, embora tivessem danos no hemisfério esquerdo. No sentido mais estrito, vicariação é quando uma parte do cérebro assume uma função nova e não relacionada. Com o advento de técnicas avançadas de imagem, foi demonstrado que nenhuma das teorias é totalmente correta.

Graveline, Mikulis, Crawley e Hwang conseguiram mostrar que após uma hemisferectomia (na qual metade do córtex cerebral é removida, geralmente devido a convulsões intratáveis em uma idade jovem), o cérebro pode reorganizar a metade restante para restaurar a função perdida. Usando ressonância magnética funcional (MRI), eles foram capazes de mostrar que as áreas motoras e sensoriais suplementares restantes puderam ser reorganizadas para assumir a função do lado afetado. Jaillard *et al.* foram capazes de demonstrar achados semelhantes em 4 pacientes adultos que tiveram um acidente vascular cerebral isquêmico do córtex motor primário direito. Ao realizar ressonância magnética funcional serial, eles conseguiram mostrar que o cérebro era capaz de mostrar aumento da atividade inicialmente no córtex pré-motor bilateral, que mudou ao longo do tempo para o córtex motor suplementar do hemisfério direito. Esses exemplos clínicos destacam que o cérebro usa tanto a equipotencialidade quanto a vicariação.

Diasquise: é um conceito de que danos a uma parte do cérebro podem causar perda de função em outra área devido a alguma via conectada. Constantin von Monakow propôs esse conceito na tentativa de explicar por que algumas pessoas perderam funções específicas (como a fala), mas não tiveram uma lesão na área do cérebro que supre essa função.

Um exemplo disso é a hipoperfusão do tálamo ipsilateral após um AVC agudo da artéria cerebral média (ACM). O tálamo, que recebe seu suprimento sanguíneo de ramos da artéria cerebral posterior e um ramo da artéria comunicante posterior, não deve ser afetado durante um AVC isquêmico ipsilateral da ACM. Surpreendentemente, em aproximadamente 20% dos AVCs agudos da ACM, observa-se hipoperfusão do tálamo ipsilateral na imagem de perfusão por tomografia computadorizada (TC). Outros estudos mostraram que a incidência aumenta nas fases subaguda e crônica do AVC em até 86% e, embora a causa ainda seja desconhecida, uma teoria predominante é que há desinibição pela perda de ácido gama-aminobutírico (GABA-energético) dos neurônios que levam a uma combinação de neurotoxicidade e degeneração retrógrada. Embora esse fenômeno tenha sido observado, não foi demonstrado que influencie nenhum resultado clínico importante no momento.

O conceito de diásquise ampliou-se ao longo do tempo e é usado para explicar vários conceitos diferentes sobre as conexões funcionais do cérebro e o que ocorre quando há um dano. Enquanto estes são discutidos por Carrera e Tononi, uma breve explicação é dada:

Diasquise "em repouso": O tipo clássico de von Monakow, como hipoperfusão talâmica ipsilateral em ACM.

Diasquise funcional: é quando uma área de diasquise é encontrada quando outra parte do cérebro é ativada. Um exemplo disso é quando as lesões acometidas pelo putâmen, ao receberem uma tarefa funcional da mão ipsilateral, causam hipoativação dos cerebelos ipsilaterais, que não apresentavam sinais de hipoativação em repouso. A diásquise dinâmica também pode ser usada e tem sido usada quando áreas do cérebro podem ser tanto hipoativas quanto hiperativas, dependendo da tarefa.

Diasquise conexional: ocorre quando a perda de uma parte do cérebro força o reencaminhamento da informação. Isso foi observado em modelos de ratos em que lesões subcorticais podem causar uma diminuição na conectividade inter-hemisférica das faixas motoras.

Diasquise do conectoma: Como a imagem avançada mostrou a vasta complexidade das conexões entre os neurônios, um mapa pode ser gerado, chamado de conectoma. Este mapa mostra clusters de nós altamente conectados, que são então ligados por um número limitado de nós.

Figura 20: Mapa do conectoma

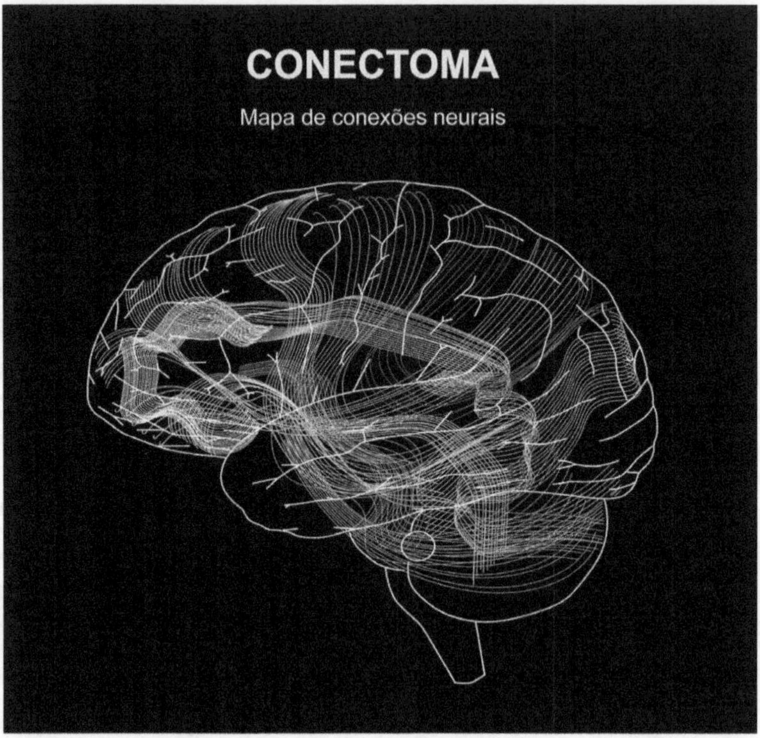

Fonte: Editora Freitas Bastos

O conectoma é um mapa estrutural do cérebro. Nosso entendimento atual dessa rede neuronal complexa e altamente dinâmica é o resultado de um grande empreendimento colaborativo transatlântico conhecido como Human Connectome Project (HCP), iniciado em 2010. Desde então, nosso conhecimento sobre a estrutura do cérebro e a maneira como ele funções aumentou, embora ainda haja um longo caminho a percorrer em direção ao mapeamento de um conectoma em nanoescala de um cérebro humano inteiro.

11.2 O QUE É MEMBRO FANTASMA?

Estudos sugerem que entre 90 e 98% dos pacientes amputados sofrem de membro fantasma logo após a amputação ou perda de seu membro. A remoção de outras partes além dos membros também pode causar sensações fantasmas. Por exemplo, a remoção de um olho, seio ou dente pode causar percepções fantasmas. As pessoas nascidas sem um membro também podem experimentar essas sensações fantasmas.

Verificou-se que esse fenômeno do membro fantasma é causado pelas mudanças que ocorrem no córtex do cérebro após a amputação de um membro. Além disso, parece que o cérebro continua a receber sinais das terminações nervosas que originalmente forneciam sinais de e para o membro perdido. Acredita-se também que o membro fantasma seja causado pelo cérebro se reconectando e reorganizando as informações sensoriais para se ajustar às mudanças no corpo.

Em muitos pacientes, a parte do corpo fantasma é percebida por alguns dias ou semanas após a perda ou remoção da parte. Comparativamente, outros podem sentir dor de membro fantasma que pode persistir por anos após a amputação.

Embora esses sintomas possam ser leves em alguns pacientes, em outros podem ser debilitantes e interferir nas atividades do dia a dia.

Os pacientes geralmente sentem que o membro fantasma está distorcido ou mais curto que o membro original. Quando um membro ou parte do corpo deformado é removido, a deformidade geralmente é transferida para o fantasma.

Em alguns casos envolvendo mãos fantasmas, os pacientes sentiam que o braço fantasma tornava-se mais curto com o tempo e, após certo ponto, apenas a mão fantasma ficava pendurada no coto. Isso é chamado de telescopagem e acredita-se que seja causado pelos sinais sensoriais conflitantes recebidos pelo cérebro nesses pacientes. Eventualmente, o cérebro aprende a inibir esses sinais conflitantes, permitindo assim que a dor fantasma também diminua.

Alguns fatores que podem contribuir para o desenvolvimento da síndrome do membro fantasma em amputados incluem: dor ou infecção antes da amputação, presença de coágulos sanguíneos no membro amputado, amputação traumática e tipo de anestesia usada durante a remoção do membro.

O fenômeno do membro fantasma é visto mais comumente em adultos do que em crianças. Isso provavelmente se deve ao cérebro, já que o cérebro das crianças normalmente não terminou de consolidar as imagens de seus órgãos externos.

CAPÍTULO 12

SISTEMA LÍMBICO

O sistema límbico é a parte do cérebro envolvida em nossas respostas comportamentais e emocionais, especialmente quando se trata de comportamentos de que precisamos para sobreviver: alimentação, reprodução e cuidado de nossos filhotes e respostas de luta ou fuga.

As estruturas do sistema límbico podem ser encontradas profundamente no cérebro, abaixo do córtex cerebral e acima do tronco cerebral. O tálamo, o hipotálamo (produção de hormônios importantes e regulação da sede, fome, humor etc.) são o hipocampo e a amígdala.

O hipocampo, como muitas outras estruturas do cérebro, vem como um par, um em cada hemisfério do cérebro. Assemelha-se à forma de um cavalo-marinho curvilíneo (e recebeu o nome de seu gênero científico) e é essencialmente o centro de memória de nossos cérebros. Aqui, nossas memórias episódicas são formadas e catalogadas para serem arquivadas em armazenamento de longo prazo em outras partes do córtex cerebral.

As conexões feitas no hipocampo também nos ajudam a associar memórias a vários sentidos (a associação entre o Natal e o cheiro do pão de mel seria forjada aqui). O hipocampo também é importante para a orientação espacial e nossa capacidade de navegar pelo mundo.

O hipocampo é um local no cérebro onde novos neurônios são produzidos a partir de células-tronco adultas. Esse processo é chamado de neurogênese e é a base de um tipo de plasticidade cerebral. Portanto, não é de surpreender que essa seja uma estrutura cerebral essencial para aprender coisas novas.

O nome da amígdala refere-se à sua forma de amêndoa. Localizadas ao lado do hipocampo, as amígdalas esquerda e direita desempenham um papel central em nossas respostas emocionais, incluindo sentimentos como prazer, medo, ansiedade e raiva. A amígdala também atribui conteúdo emocional às nossas memórias e, portanto, desempenha um papel importante na determinação da solidez com que essas memórias são armazenadas. Memórias que têm forte significado emocional tendem a permanecer.

A amígdala não apenas modifica a força e o conteúdo emocional das memórias; também desempenha um papel fundamental na formação de novas memórias especificamente relacionadas ao medo. Memórias assustadoras podem ser formadas após apenas algumas repetições. Isso torna a "aprendizagem do medo" uma forma popular de investigar os mecanismos de formação, consolidação e recordação da memória.

Muitos pesquisadores estão trabalhando no mapeamento das conexões neurais que sustentam o aprendizado e a formação da memória na amígdala. Suprimir ou estimular a atividade na amígdala pode influenciar a resposta automática de medo do corpo, que entra em ação quando algo desagradável acontece, como um barulho assustador. Através desta pesquisa, os cientistas identificaram receptores na amígdala que podem ajudar a desenvolver novos tipos de medicamentos anti-ansiedade.

Figura 21: Estruturas do sistema límbico

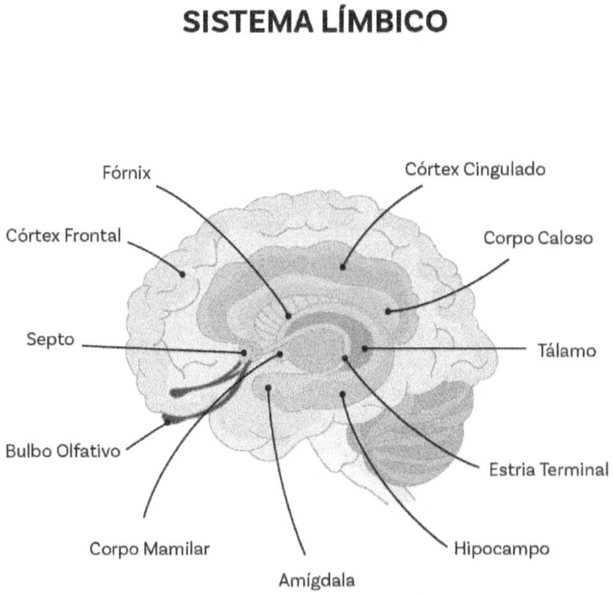

Fonte: Editora Freitas Bastos

Observa-se a anatomia do sistema límbico. Destacam-se a estrutura dos gânglios cerebrais: amígdala, glândula pineal, tálamo, hipocampo, giro do cíngulo, corpo caloso, hipotálamo.

12.1 CIRCUITO FUNCIONAL

Um circuito dentro do sistema límbico que foi descrito pela primeira vez pelo anatomista chamado James Papez em 1937, foi inicialmente acreditado para desempenhar um grande papel nas emoções. O delineamento de James Papez de um circuito depois de injetar o vírus da raiva no hipocampo de um gato e monitorar sua progressão através do cérebro, desvendou a base do controle cortical da emoção. A elaboração posterior do circuito incluiu o córtex pré-frontal (PFC), amígdala e septo entre outras áreas.

Hoje, sabe-se que o circuito de Papez desempenha um papel importante na formação e processamento da memória e tem muitas outras funções. O circuito é muito complexo, com estruturas incluem o seguinte: hipocampo, corpo mamilar, núcleo anterior do tálamo e giro cingulado. O circuito de Papez começa no hipocampo, conectando-se ao corpo mamilar por meio do fórnice. A conexão entre o corpo mamilar e o núcleo anterior do tálamo se dá por meio de fibras mamilotalâmicas. A conexão entre o núcleo anterior e o giro do cíngulo se dá por meio do feixe do cíngulo, córtex entorrinal e subículo, depois de volta à formação do hipocampo para completar o circuito. Este circuito pode ser o circuito mais bem descrito dentre os muitos circuitos do sistema límbico.

Em relação às aferentes do hipocampo, a principal entrada para a formação do hipocampo surge de neurônios nas camadas II e III do córtex entorrinal. Além disso, algumas fibras septais e hipotalâmicas alcançam a formação hipocampal através do fórnice. Algumas fibras também chegam da formação hipocampal contralateral através da comissura hipocampal.

No que se refere ao circuito interno, as conexões intrínsecas do hipocampo envolvem fibras da área entorrinal, giro denteado, corno de Ammon e subículo. As três vias primárias desta área são chamadas de via perfurante, fibras musgosas e colaterais de Schaffer. A existência de uma quarta via, o caminho alvear da área entorrinal ao chifre de Ammon através do alveus, tem sido questionada.

A via perfurante é considerada a principal via aferente para o hipocampo, onde as fibras glutamatérgicas da área entorrinal "perfuram" o subículo e chegam ao giro denteado (camada de células granulares), atravessando a fissura fundida do hipocampo. Os investigadores debatem se algumas fibras perfurantes atingem o chifre de Ammon. As fibras musgosas glutamatérgicas então se estendem do giro denteado para CA3 (camada piramidal), embora algumas fibras eferentes de CA3 se projetem para a fímbria. Muitos axônios de CA3, no entanto, emitem os colaterais de Schaffer que atingem os dendritos de CA1. CA1 é considerado a principal saída do hipocampo com fibras que se estendem até o alvéolo, fímbria e fórnice. Acredita-se que também haja uma ligação suplementar com o subículo.

No que diz respeito aos eferentes do hipocampo, as fibras eferentes da região hipocampal formam três grupos: fórnice pré-comissural, fórnice pós-comissural e fibras não fórnices. As fibras pré-comissurais do fórnice podem se originar do corno de amónio ou do subículo. Essas fibras viajam dentro da fímbria, crura e corpo do fórnice. As fibras do cornu ammonis terminam exclusivamente no núcleo septal lateral, enquanto as fibras subiculares distribuem-se no núcleo accumbens, núcleo olfatório anterior, núcleo septal lateral, hipocampo pré-comissural, córtex frontal medial e giro reto. As fibras pós-comissurais terminam principalmente no corpo mamilar, embora algumas fibras também se projetem para o núcleo talâmico anterior, núcleo leito da estria terminal e núcleo hipotalâmico ventromedial. As fibras não fórnicas projetam-se diretamente do hipocampo para a área entorrinal, bem como para os córtices cingulado posterior e retroesplênico e para a amígdala.

Em relação aos circuitos da amígdala, pode-se considerar que a amígdala serve para integrar o processamento de informações entre os córtices de associação pré-frontal/temporal e o hipotálamo. A amígdala tem duas vias de saída principais:

A rota dorsal via estria terminal se projeta para a área septal e hipotálamo.

A via ventral através da via amigdalofugal ventral termina na área septal, no hipotálamo e no núcleo medial dorsal do tálamo.

A amígdala também tem conexões com o circuito dos gânglios da base por meio de suas projeções para o pálido ventral e o estriado ventral, que é retransmitido de volta ao córtex por meio do núcleo dorsomedial do tálamo.

No que se refere ao circuito basolateral, ressalta-se que este circuito é retransmitido através da amígdala basolateral. Esse circuito consiste no córtex orbitofrontal e temporal anterior, amígdala (especialmente a amígdala basolateral) e divisão magnocelular do núcleo dorsomedial do tálamo (via frontotalâmica), que retransmite de volta ao córtex orbitofrontal. Este circuito codifica informações sobre sinais sociais e planos sociais para atos sociais. O circuito foi proposto como um substrato para a capacidade humana de inferir as intenções dos outros a partir de sua linguagem, olhar e gestos (Teoria da mente e cognição social).

12.2 UMA VISÃO CONTEXTUALIZADA DO SISTEMA LÍMBICO EM RELAÇÃO AO COMPORTAMENTO HUMANO

O sistema límbico desempenha um papel importante na comunicação humana de todos os tipos. Podemos destacar o papel do sistema límbico no comportamento social e comunicativo. O sistema límbico é responsável pela maior parte da comunicação humana não proposicional. Essa rede do prosencéfalo de estruturas corticais e subcorticais foi pensada apenas em relação à sua regulação de emoção e motivação, mas, na verdade, sua gama de responsabilidades funcionais é ampla e inclui os principais segmentos do comportamento social e comunicativo. Sabe-se que os humanos compartilham essas estruturas de forma homóloga com outros mamíferos e, para primatas não humanos, o sistema límbico compreende o nível de atividade neural que controla as interações de comunicação em toda a espécie. É importante considerarmos a evolução do sistema límbico na espécie humana, seu desenvolvimento na ontogenia humana e várias síndromes clínicas humanas que têm etiologia límbica, além também do sistema límbico fornecer uma visão geral da relação entre comunicação límbica e linguística. Além disso, o processamento de informações límbicas é de interesse não apenas como uma margem não-verbal da linguagem, mas também porque está no cerne de muitas questões teóricas atualmente em discussão na linguística e na psicolinguística.

O sistema límbico é uma das estruturas mais complexas do cérebro. Está envolvido na homeostase, memória, emoções, olfato e muitas outras funções psicológicas. Esse sistema inclui a amígdala, os núcleos septais, o córtex cingulado e muitas outras estruturas que atingem o prosencéfalo, o mesencéfalo, o tronco encefálico inferior e a medula espinhal. O sistema límbico é altamente complexo, pois se conecta com o neocórtex e os núcleos centrais e utiliza muitos neurotransmissores diferentes. O sistema olfatório utiliza células olfativas (receptoras), células sustentaculares (suporte) e células basais. Ele envia informações através do nervo craniano I para o cérebro e controla o sentido do olfato. Os receptores olfativos podem responder a muitos odores diferentes. O sentido do olfato é crucial para que o sentido do paladar funcione corretamente. Existem muitas condições diferentes que afetam os sistemas límbico, olfativo e gustativo.

Figura 22: Sistema límbico

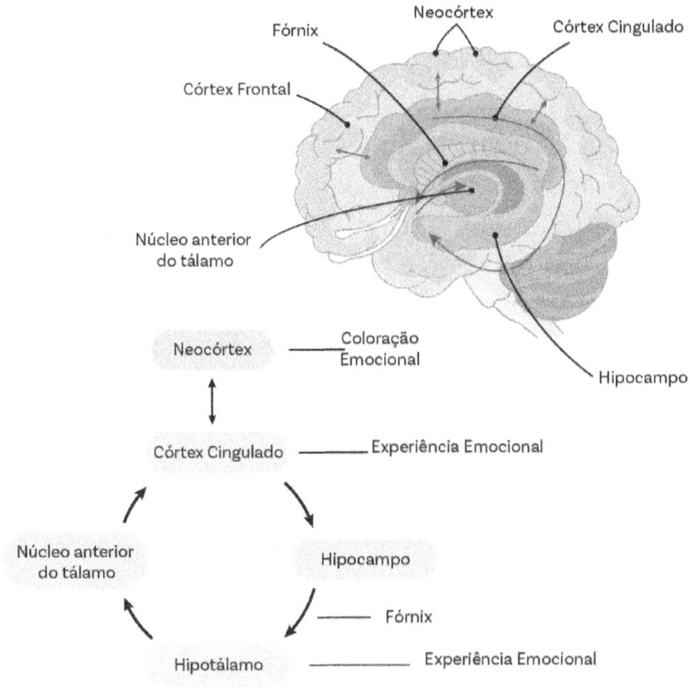

https://www.freepik.com/free-vector/hand-drawn-infographic-template-brain_1001474.htm#query=limbic%20system&position=0&from_view=search&track=ais

As estruturas como o neocórtex, o córtex cingulado, o fórnix, o núcleo anterior do tálamo, o hipotálamo e hipocampo compõem o sistema límbico. No neocórtex há o processamento da emoção colorida, no córtex cingulado e no hipotálamo a experiência emocional é processada.

12.3 EFEITOS DOS BENZODIAZEPÍNICOS NA ATIVIDADE ELÉTRICA DO SISTEMA NERVOSO CENTRAL: CORRELAÇÃO COM FARMACOLOGIA SINÁPTICA

Postula-se há muito tempo que o sistema límbico desempenha um papel primordial nas ações comportamentais e anticonvulsivantes dos benzodiazepínicos. Uma abordagem eletrofisiológica tem sido o estudo dos potenciais evocados no hipocampo provocados pela estimulação de outras áreas límbicas ou estruturas extralímbicas. Uma conexão mais intensamente estudada é aquela entre o núcleo basolateral do complexo amigdaloide e o hipocampo ventral. Em um estudo anterior, foi descoberto que os benzodiazepínicos são mais potentes na redução da amplitude do potencial evocado amígdalo-hipocampal e no aumento de sua latência. Em estudos correlacionados foram obtidos achados semelhantes sobre o potencial amígdalo-hipocampal e, além disso, um efeito depressor na resposta do hipocampo à estimulação da substância cinzenta central.

Outras técnicas utilizadas no estudo da atividade límbica são as chamadas pós-descargas; a estimulação repetitiva de uma estrutura acima de certa intensidade induz atividade paroxística na estrutura estimulada, bem como em áreas distantes, que dura mais que o período de estimulação. Verificou-se que os benzodiazepínicos são mais potentes em elevar o limiar para a indução de pós-descargas e em encurtar a duração e reduzir a amplitude das pós-descargas. As estruturas mais sensíveis à ação dos benzodiazepínicos são as do sistema límbico e partes do tálamo.

Verificou-se que a atividade espontânea de neurônios individuais no hipocampo é consistentemente deprimida por benzodiazepínicos em estudos em ratos que se movimentam livremente. Em estudos realizados com gatos imobilizados, foi observado uma forte depressão da taxa de disparo espontâneo de neurônios na amígdala e no hipocampo pelos benzodiazepínicos. Cerca de metade dos neurônios testados responderam às drogas, mas não puderam ser caracterizados em relação às unidades não responsivas. O mais interessante é que a morfina, que produz reações de medo e raiva em gato muito semelhantes às obtidas por estimulação elétrica da amígdala ou do hipocampo, aumentou a taxa de disparo dos neurônios da amígdala e do hipocampo. O efeito ativador da morfina foi fortemente antagonizado pelos benzodiazepínicos.

Considerando o proeminente efeito facilitador dos benzodiazepínicos na inibição recorrente do GABA no hipocampo, parece razoável supor que uma inibição recorrente mais efetiva das principais células de saída no hipocampo, e talvez também na amígdala e no septo, seja a base dos efeitos de drogas sobre os múltiplos fenômenos elétricos em estruturas límbicas.

12.4 APRENDIZAGEM E MEMÓRIA NA PERSPECTIVA NEUROANATOMOFUNCIONAL

As funções de aprendizado e memória são cruciais na interação de um indivíduo com o ambiente e envolvem a interação de grandes redes cerebrais distribuídas. Avanços recentes em tecnologias para explorar correlatos neurobiológicos de paradigmas neuropsicológicos aumentaram nosso conhecimento sobre aprendizagem e memória humanas. Na medicina clínica, a estimulação magnética transcraniana pode ser usada como uma ferramenta de diagnóstico para entender os déficits de memória e aprendizado em várias populações de pacientes. Além disso, a estimulação cerebral não invasiva também está sendo aplicada para melhorar as funções cognitivas, oferecendo excitantes oportunidades terapêuticas translacionais em neurologia e psiquiatria.

Usamos as palavras aprendizado e memória rotineiramente no discurso comum, mas também são conceitos científicos, definidos formalmente por psicólogos e neurocientistas. O uso leigo do termo "aprender" é geralmente restrito a situações em que há algum elemento de deliberação ou intenção como aprender um idioma ou aprender a dirigir. Normalmente, por exemplo, não se aprenderia o que se comeu no café da manhã. Em contraste, a memória tende a ser usada com mais frequência em referência à lembrança de eventos que, no momento em que acontecem, não memorizamos deliberadamente como ao lembrar o que aconteceu no último encerramento de ano.

Em contraste, as definições psicológicas formais desses termos não implicam nenhuma referência à intenção. A aprendizagem é geralmente definida como "o ato de adquirir informações ou habilidades de modo que o conhecimento e/ou o comportamento mudem". Pode ocorrer de várias maneiras diferentes.

A memória é definida de pelo menos duas maneiras. É usado para se referir a um suposto "dispositivo de armazenamento mental" no qual a informação pode ser mantida, como no conceito de armazenamento fonológico. Além disso, é usado para se referir a uma suposta "capacidade da mente", como no conceito de memória episódica. Os psicólogos reconhecem diferentes tipos de memória, distinguidos em relação aos tipos de informação que processam (por exemplo, palavras versus informação pictórica), sua capacidade ou persistência (por exemplo, curto prazo versus longo prazo) e suas características operacionais (por exemplo, os códigos mentais em quais informações são mantidas).

As definições de aprendizado e memória em neurobiologia trazem fatores como a localização neuroanatômica de um sistema putativo ou os mecanismos fisiológicos e biológicos celulares envolvidos. Ao trilhar esse caminho, os neurocientistas reconhecem que aprender é um ato de adquirir informações, como os psicólogos o definem, mas também afirmam que é um processo que se acredita envolver áreas específicas do cérebro, depender de padrões específicos de atividade neural e, importante, para resultar em mudanças biológicas nas células cerebrais que superam a experiência de aprendizagem.

Da mesma forma, o termo memória também é amplamente usado ao lado de redes específicas no cérebro, como um grupo de estruturas ou um conjunto de conexões neuronais que, acredita-se, realizam funções de memória. O "sistema de memória do lobo temporal medial" é um desses conceitos, assim como a ideia de memória dependente da amígdala.

Em seu livro pioneiro sobre aspectos computacionais da visão, Marr (1982) distinguiu o que ele chamou de níveis computacionais, algorítmicos e de implementação de análise na ciência do processamento da informação. Essa distinção tripartida tem sido útil, mas não mapeia muito diretamente os numerosos níveis de análise nos quais os neurocientistas individuais operam.

Abordagens contemporâneas de aprendizado e memória preocupam-se em vincular esses níveis de análise, mas isso está longe de ser fácil, em grande parte porque a maioria dos neurocientistas se encontra no limite de sua compreensão quando se desvia das disciplinas nas quais foram treinados. Poucos parecem perceber a complexidade de desenvolver uma "teoria geral da memória" que ligaria os vários níveis em que ela pode ser analisada.

Enquanto os neuropsicólogos estão interessados em entender o mapeamento do processo psicológico em estruturas e redes neuroanatômicas, usando pacientes e imagens de ressonância magnética funcional (fMRI), seus olhos tendem a ficar vidrados quando a atenção se volta para as vias químicas que medeiam mudanças biológicas no nível celular dentro dos neurônios. Por outro lado, enquanto a "autofosforilação da subunidade alfa da quinase de cálcio-calmodulina dentro da densidade pós-sináptica dos neurônios glutamatérgicos" é tema de debates em departamentos de neurociência *hardcore*, a relevância desse e de outros mecanismos bioquímicos para explicar a memória implícita pode não atrair o mesmo nível de atenção.

Começamos contrastando a abordagem adotada pelos psicólogos experimentais com a dos neurobiólogos. Um ponto de encontro dessas culturas tem a ver com a propriedade fundamental da memória. Isso é que a memória é necessariamente uma mudança no cérebro que sobrevive aos estímulos que a desencadeiam. A mudança pode ser a entrada em um estado ativo de reverberação entre uma rede de neurônios ou uma mudança física nos neurônios pensados para mediar memórias mais duradouras. Isso nos leva ao conceito de "traço de memória", o "substrato de armazenamento" físico.

Mudanças nas sinapses, os pontos de conexão entre os neurônios, são atualmente os locais preferidos para armazenamento de traços de memória de longo prazo. Muitas pesquisas atuais se concentram em como as sinapses mudam de força. De fato, os pesquisadores neurofisiológicos sinápticos frequentemente descrevem a plasticidade como um modelo de memória, com seus mecanismos neurais como foco de interesse, incluindo a autofosforilação de CAMKII. O estudo desses mecanismos fisiológicos, juntamente com a modelagem computacional, revelou a possível existência de muitas regras de aprendizado diferentes que podem determinar se um traço é armazenado e como ele representa informações dentro de vários tipos de rede neural. Padrões de atividade neural servem como pistas de memória e reativam traços mais tarde. A saída resultante é o que psicólogos e neurocientistas concordam como sendo memória.

Outro ponto de encontro para psicólogos experimentais e neurobiólogos é que todos nós reconhecemos que podemos subdividir o aprendizado e a memória em fases ou processos temporais distintos, codificação, armazenamento, consolidação e recuperação. A codificação tem a ver com a formação de memórias, o que deve acontecer para que uma memória se forme em primeiro lugar. O armazenamento tem a ver com o que permanece na mente ou no cérebro, com diferentes tipos de dispositivos de armazenamento mediando a memória de curto e longo prazo. A recuperação refere-se ao processo de reativação da memória. O conceito de consolidação refere-se a algo que acontece com os traços de memória após terem sido armazenados e que altera sua persistência ou sensibilidade a danos cerebrais. Esse "algo" não é o mesmo que a recuperação da memória por si mesmo, embora uma visão da consolidação seja que ela envolve atos repetidos de recuperação e restauração que podem ocorrer até mesmo durante o sono.

O aprendizado e a memória desempenham uma função crítica ao permitir que os organismos alterem seu comportamento diante de ambientes em mudança.

Aprendemos sobre objetos e cenas prestando atenção neles. Conforme já discutido, o resultado mais óbvio da atenção seletiva é que tendemos a nos tornar conscientes dos objetos de atenção, como podemos provar relatando nossas experiências conscientes. A memória episódica é geralmente definida como memória para episódios conscientes específicos, como a visão de uma xícara de café. No entanto, também citamos evidências de que o sistema hipocampal pode ser estimulado por eventos inconscientes, como uma imagem subliminar de cobras ou expressões faciais emocionais.

Se os estímulos precisam ser conscientes para levar à memória episódica é, portanto, um assunto de debate. Como é difícil garantir que a estimulação cerebral consciente e inconsciente leve a uma atividade do lobo temporal medial (LTM) comparável, os resultados desse debate ainda não estão claros.

Grande parte do aprendizado acontece simplesmente quando prestamos atenção a algo novo e, principalmente, se interagimos com ele. Se você aprender a jogar um videogame, pode não tentar memorizar nada deliberadamente, mas simplesmente jogando o jogo, você aprende mais e mais a cada vez que o experimenta. Você nunca precisa ter um objetivo consciente de memorizá-los. Eles são simplesmente adquiridos por exposição consciente. Isso é chamado de "aprendizagem incidental", porque o processo de aprendizagem ocorre como um desdobramento de apenas prestar atenção. Parece provável que em situações naturais muito do nosso aprendizado ocorra acidentalmente.

O aprendizado funciona melhor quando você presta atenção sem se distrair. Tentar estudar em um lugar onde acontecem muitas coisas interessantes tende a interferir no aprendizado. Os psicólogos usaram técnicas de "atenção dividida" ou "tarefa dupla" para entender o papel da atenção (e da consciência) na memória. Em um estudo típico, os participantes são solicitados a aprender material, como palavras ou imagens, enquanto ao mesmo tempo têm sua atenção desviada para outra tarefa, como rastrear um ponto em uma tela ou ensaiar letras na memória de curto prazo. Aprender com atenção dividida é mais expressivamente pior a aprender com atenção plena. A codificação bem-sucedida requer atenção e, presumivelmente, consciência.

Exatamente porque não é bem compreendido. Uma possibilidade é que o processamento mais profundo requer tempo e a atenção dividida pode limitar o tempo de codificação. Outra possibilidade é que a consciência seja um contribuinte necessário para a memória. Se a pessoa não estiver totalmente consciente do material processado, o aprendizado será prejudicado. Uma terceira possibilidade é que a atenção limita a elaboração ou a organização, ambas conhecidas por melhorar o aprendizado e a memória.

Um estudo PET feito por Fletcher e colaboradores (1995) apresentou que a ativação da região pré-frontal inferior esquerda é reduzida sob atenção dividida. Essa descoberta foi repetida por Anderson e colaboradores (2000), com a descoberta adicional de que a atenção dividida também reduziu a atividade nos lobos temporais mediais esquerdos, regiões conhecidas por serem importantes para a memória verbal.

A memória e a aprendizagem têm aspectos conscientes e inconscientes. Se pensarmos em três fases, aprendizado, retenção e recuperação, podemos expor as possibilidades em uma matriz 3 × 3 × 4. Dos três, a retenção é geralmente vista como inconsciente, embora seja moldada por experiências conscientes. Muitas vezes, pensa-se que a aprendizagem requer consciência e, intuitivamente, certamente tentamos aprender as coisas prestando atenção e, portanto, tornando-nos conscientes do que queremos aprender. Essa talvez seja a estratégia de aprendizado mais básica que temos como seres humanos.

No entanto, há alguma evidência de aprendizagem sem consciência, especialmente no caso de estímulos biologicamente ou emocionalmente importantes. Aprender a entrada inconsciente é frequentemente confundido com "aprendizagem implícita", mas esses são tipos muito diferentes de aprendizagem. Quando uma criança pequena aprende sua primeira língua, os pais costumam repetir uma palavra muitas vezes, usando a cantoria que todos nós tendemos a usar com crianças pequenas. As crianças estão muito sintonizadas com as palavras e as repetem espontaneamente. É bastante claro que eles estão conscientes das palavras e frases que ouvem. Embora leve tempo para as crianças pequenas aprenderem a diferença entre os sons de /ba/ e /pa/, essas distinções fonêmicas em sua língua nativa geralmente são aprendidas nos primeiros dois anos de vida. Assim, as crianças que conhecem sua fonologia nativa estão conscientes dos sons da fala que são compartilhados pela maioria dos falantes nativos.

No entanto, as crianças não são conhecidas por aprender conscientemente as regras da sintaxe, se uma palavra é um substantivo ou um verbo, por exemplo, ou se o verbo de uma frase vem antes do objeto. Muitos falantes perfeitamente fluentes nunca aprendem as regras da gramática. Portanto, parece que a sintaxe é aprendida implicitamente.

Essa ideia foi verificada muitas vezes pedindo às pessoas que aprendessem “gramáticas em miniatura”. Estes são tipicamente aprendidos sem conhecer conscientemente as regras de sequenciamento de palavras ou outros símbolos.

A “aprendizagem implícita” envolve, portanto, elementos conscientes, como palavras, a partir dos quais uma criança parece inferir um conjunto de regras e regularidades sintáticas que não são conscientes. Muitos outros exemplos de inferências inconscientes são conhecidos na percepção, resolução de problemas e linguagem. Parece que a aprendizagem implícita tem um componente consciente, portanto, mas também tem um componente inconsciente de inferência de regras.

No entanto, as tarefas de aprendizagem implícita sempre pedem que os sujeitos prestem atenção e se tornem conscientes de um conjunto de estímulos. São as regras e regularidades subjacentes a essas sequências de estímulos que podem ser aprendidas sem consciência, assim como normalmente aprendemos as regras da linguagem natural sem conhecê-las explicitamente. Mas devemos ouvir palavras e frases faladas conscientemente para que ocorra o aprendizado implícito.

Os termos memória implícita e explícita são usados no contexto da lembrança, ou seja, recuperação de informações armazenadas. A memória explícita refere-se à memória com percepção consciente, ou seja, memória da qual o indivíduo está ciente, pode declarar sua existência e comentar seu conteúdo, seja verbalmente ou não. Por esta razão, tais memórias também são conhecidas como memórias declarativas. Elas são o tipo de memória a que normalmente nos referimos nas conversas do dia a dia quando perguntamos: “Você se lembrou de ligar para sua tia para agradecer o presente de aniversário?" ou "Você se lembra quem ganhou o Oscar de melhor ator ou atriz?"

A aprendizagem implícita não é acompanhada pela percepção consciente de uma memória; a existência de uma memória é inferida indiretamente a partir dos efeitos que ela tem sobre o comportamento. Os efeitos de priming são usados extensivamente para testar a memória implícita. "Priming" refere-se ao efeito de um estímulo na criação de prontidão para um semelhante. Por exemplo, mostrar a imagem de um rosto aumentará a eficiência de processamento de um rosto seguinte, conforme medido pelo tempo de reação mais rápido e maior precisão. Priming pode ser perceptivo ou conceitual.

Os últimos anos testemunharam o surgimento de estudos crescentes de aprendizagem implícita na linguagem. Isso talvez não seja tão surpreendente porque a aquisição da linguagem, assim como o aprendizado implícito, envolve condições de aprendizado incidentais. Além disso, o uso convincente da linguagem também não requer conhecimento explícito de gramática. Recentemente, vários autores começaram a explorar esta conexão empiricamente. Por exemplo, Saffran e colaboradores (1997) mostraram como a exposição incidental a material auditivo semelhante à linguagem artificial (por exemplo, bupadapatubitutibu...) foi suficiente para permitir que crianças e adultos segmentassem a sequência contínua de sons que ouviram nas palavras artificiais (por exemplo, bupada, patubi etc.) que continha, como evidenciado por seu desempenho acima do acaso em um teste de reconhecimento subsequente.

Com base nesses dados, Saffran e seus colaboradores sugeriram que as habilidades de segmentação de palavras demonstradas por esses sujeitos eram devidas às probabilidades de transição de sílabas sucessivas que são maiores dentro das palavras do que entre as palavras. Saffran e seus colegas interpretaram suas descobertas como representando uma forma de aprendizado implícito. A conexão é óbvia quando se reconhece que a aquisição da linguagem, como a aprendizagem implícita, provavelmente envolve, pelo menos em parte, a aprendizagem incidental de informações complexas organizadas em diferentes níveis.

Parte da convergência entre aquisição de linguagem e aprendizagem implícita sugerida por Saffran e colegas pode ser atribuída ao impacto da modelagem computacional no campo da pesquisa da memória. Por exemplo, modelos conexionistas como a Rede Recorrente Simples têm sido extensivamente usados com sucesso significativo tanto na aquisição da linguagem quanto nos domínios da aprendizagem implícita. Com efeito, os problemas enfrentados em ambos os domínios são bastante semelhantes: como extrair melhor a estrutura de um ambiente de estímulo complexo caracterizado por regularidades sistemáticas "profundas" quando o aprendizado é incidental e não intencional. A resposta, em ambos os domínios, parece ser incorporada por abordagens distributivas.

CAPÍTULO 13

TECIDOS DE BARREIRA

Os microvasos cerebrais possuem características de barreira que são hermeticamente fechadas, excluindo muitas substâncias tóxicas e protegendo os tecidos neurais. As barreiras hematoneurais especializadas, bem como a barreira microvascular cerebral, são reconhecidas na retina, ouvido interno, medula espinhal e líquido cefalorraquidiano. As células endoteliais microvasculares no cérebro interagem estreitamente com outros componentes, como astrócitos, pericitos, micróglia perivascular e neurônios para formar uma "unidade neurovascular" funcional. A comunicação entre as células endoteliais e outras células circundantes aumenta as funções de barreira, consequentemente resultando na manutenção e elaboração de homeostase cerebral adequada. Além disso, a ruptura da unidade neurovascular está intimamente envolvida em distúrbios cerebrovasculares. Nesta revisão, focamos na localização e função dessas várias barreiras hematoneurais e na importância da comunicação célula a célula para o desenvolvimento e manutenção da integridade da barreira na unidade neurovascular. Existe Há uma estreita relação entre alteração das barreiras hematoneurais e distúrbios cerebrovasculares.

A Barreira Hemato-encefálica (BHE) é o principal obstáculo para a entrega da droga através do cérebro. Para superar essa barreira, poucas estratégias permitem a passagem dos ativos por essa parede.

BHE é a primeira linha de defesa do cérebro contra substâncias nocivas na corrente sanguínea e composta de células endoteliais que são segmentadas extremamente próximas umas das outras formando junções apertadas. Essa articulação apertada do tecido atua como principal barreira para a penetração da droga e efeito terapêutico em caso de distúrbios do SNC. O método tradicional de entrega de drogas no cérebro era a administração de drogas de moléculas pequenas, entrega transcraniana de drogas por um cateter invasivo. A maioria das drogas de moléculas pequenas (400-500 Da) não é capaz de atravessar a BHE e poucas condições neurológicas, como Parkinsonismo e Alzheimer, respondem a drogas de moléculas pequenas.

Os ultrassons são ondas mecânicas com frequência superior a 20 kHz, frequência acima da faixa de audição humana. As ondas de ultrassom causam a ruptura da BHE através do alargamento das junções estreitas e ativação de mecanismos transcelulares, com pouco efeito no parênquima circundante. Além disso, a abertura ocorre em ordens de magnitude do nível de potência acústica inferiores ao uso anterior, tornando o método substancialmente mais fácil de aplicar através do crânio intacto. Os efeitos induzidos pelo ultrassom são gerados por dois mecanismos principais: efeitos físicos e biológicos térmicos e não térmicos. Os efeitos térmicos do ultrassom incluem aumento do fluxo sanguíneo, redução do espasmo muscular, aumento da ductilidade das fibras de colágeno e uma resposta pró-inflamatória. Os efeitos não térmicos do ultrassom, incluindo cavitação e microfluxo acústico, afetam mais a penetração de ativos contra o conjugado compacto. O desenvolvimento recente do sistema clínico de ultrassom focalizado guiado por imagem ajudou o ultrassom nas regiões-alvo do cérebro por meio do crânio intacto e dos experimentos com animais. A administração do fármaco de moléculas pequenas e grandes ao cérebro pode ser administrada usando a interrupção da BHE direcionada induzida por ultrassom focalizado.

A barreira hematoencefálica é a proteção natural das junções apertadas das células epiteliais que separam os vasos sanguíneos do líquido cefalorraquidiano para proteção do cérebro de várias partículas tóxicas e infecciosas. No tratamento de diferentes doenças cerebrais, os principais problemas associados a ela são um impedimento da entrega de drogas através da BHE. Portanto, continua sendo um desafio para o pesquisador desenvolver estratégias não invasivas para atravessar a BHE em contraste com as técnicas altamente invasivas aplicadas para administração local de moléculas terapêuticas e de diagnóstico. As nanopartículas (NPs) projetadas atendem aos critérios para o desenvolvimento de sistema de entrega não invasivo com seu tamanho nanométrico, elétrico, magnético, paramagnético, condutivo, fototérmico, fotoluminescente, espalhamento e outras propriedades que permitem a entrega de terapias ou diagnósticos promissores em doenças cerebrais imedicáveis.

A barreira hematoliquórica (BHL) representa uma barreira entre o sangue circulante e o espaço do líquido cérebro raquidiano. A BHL e a BHE diferem substancialmente em sua morfologia e fisiologia. A distinção entre ambas as barreiras é importante para entender seus supostos transportadores de influxo e efluxo que controlam com precisão a permeação de solutos circulantes, incluindo drogas necessárias no tratamento de doenças do SNC, como epilepsia ou encefalite. A BHE, como mencionado anteriormente, é selado por junções fechadas e não apresenta nenhuma fenestração permanente. Em contraste, a BHL tem várias fenestrações (junções comunicantes) e vesículas de pinocitose, que formam um macrofiltro para proteínas. A BHL é formada por células epiteliais dos plexos coroides localizadas nos quatro ventrículos do cérebro e pelas estruturas epiteliais subaracnóideas voltadas para o espaço liquórico nas áreas intracraniana e espinhal.

Os mecanismos de transferência da BHL incluem transporte ativo (por exemplo, mediado por carreador e receptor), bem como transporte passivo de compostos hidrofílicos. Os principais fatores determinantes da transferência passiva através da BHL que influenciam a concentração de moléculas no Líquido cérebro espinal (LCE) são (1) o raio hidrodinâmico (raio efetivo) das proteínas; (2) a respectiva concentração sanguínea de uma determinada proteína (principalmente para proteínas derivadas do sangue); e (3) a permeabilidade da BHL.

As proteínas do LCE não estão apenas expostas às propriedades estruturais das barreiras, que precisam ser atravessadas a caminho do espaço subaracnóideo (vasos, plexo coroide, ventrículo, cisterna, espaço subaracnóideo lombar), mas também a processos fisiológicos e biofísicos ao longo o neuroeixo craniocaudal. Como a soma de múltiplos processos influencia a concentração empírica das proteínas do LCE, a integridade da BHL é referida como função da referida barreira, em vez de descrita por suas propriedades morfológicas, todos os fatores que contribuem para o aumento da concentração de proteína total no LCE podem ser explicados pela redução do fluxo liquórico. Uma raquianestesia, bem como polirradiculite ou meningite purulenta levarão à redução do fluxo do LCE, o que, por sua vez, resultará em um aumento da concentração principalmente de proteínas do LCE derivadas do sangue, como a albumina.

A relação entre o fluxo de LCE e a concentração de proteínas no LCE foi identificada por uma fórmula de taxa de fluxo e pode ser explicada mecanicamente, de modo que o fluxo de LCE reduzido causa retenção de proteínas derivadas do sangue no sistema vascular, o que, por sua vez, leva a um gradiente aumentado entre os compartimentos do sangue e do LCE, que finalmente resultará em um aumento da transferência de proteínas através do BHL. Qualquer aumento na concentração de proteína no LCE pode ser atribuído, em última análise, à redução da taxa de fluxo do LCE, independentemente da etiologia subjacente da doença. A função da BHL é melhor caracterizada pela relação albumina LCE-soro, uma vez que a albumina é produzida exclusivamente no fígado e não pelo sistema nervoso.

Figura 23: Barreira hematoencefálica

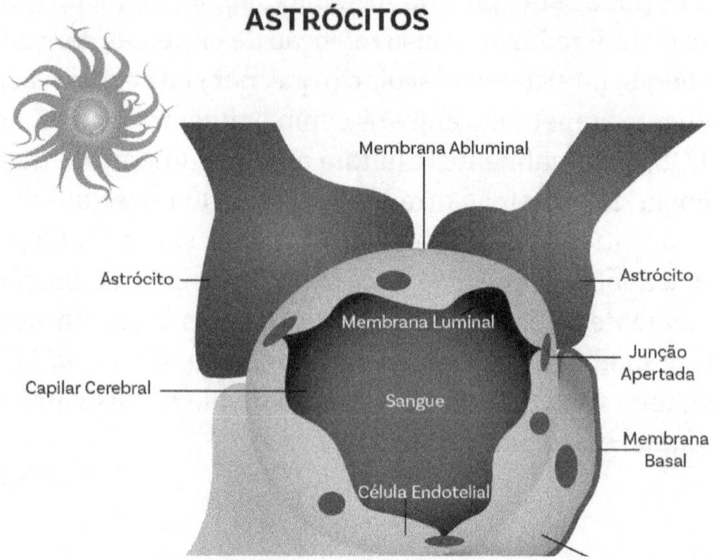

https://www.freepik.com/premium-vector/neuron-glial-cell-diagram-vector-illustration_30160432.htm#query=astrocytes&position=1&from_view=search&track=sph

Na imagem acima se pode destacar os astrócitos, bem como em um todo um diagrama esquemático da unidade neurogliovascular. Observam-se os tipos de células gliais, como pericitos e astrócitos na constituição da barreira hematoencefálica.

Figura 24: Plexo coroide e barreira hematoliquórica

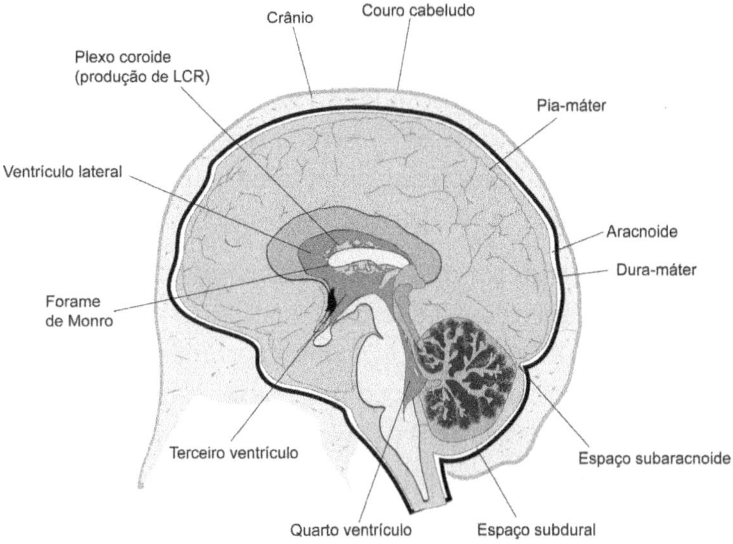

Fonte: Editora Freitas Bastos

Na imagem observa-se o plexo coroide, no interior dos ventrículos do encéfalo, onde há a produção do líquido cérebro espinal (LCE) ao nível da barreira hematoliquórica (BHL), a qual é constituída a partir da associação das células ependimárias com as células endoteliais (as quais constituem as paredes dos capilares sanguíneos).

13.1 BARREIRA HEMATO-RETINIANA

A barreira hemato-retiniana (BHR) controla a troca de metabólitos e resíduos entre o lúmen vascular e a retina neural e é formada pela interação da glia retiniana e pericitos com as células do endotélio vascular retiniano. Além da contribuição vascular, a retina também possui uma barreira epitelial, o EPR, que controla o fluxo de fluido e nutrientes da coroide altamente vascularizada para a retina externa. Juntos, os componentes vasculares e epiteliais do BHR mantêm o ambiente especializado da retina neural. Tanto o endotélio vascular (barreira interna) quanto o EPR (barreira externa) possuem complexos juncionais bem desenvolvidos que incluem aderentes e junções apertadas.

A BHR interna controla a permeabilidade dos vasos sanguíneos da retina e consiste em um complexo juncional bem desenvolvido (aderentes e junções apertadas) nas células endoteliais vasculares, bem como sem fenestração. As junções apertadas restringem o fluxo de uma ampla variedade de substâncias, como lipídios e proteínas. Os capilares da retina são relativamente impermeáveis, mesmo para partículas tão pequenas quanto os íons de sódio. As junções aderentes são essenciais para o desenvolvimento da barreira e influenciam a formação da junção apertada. Juntas, as junções aderentes e junções apertadas criam a barreira de resistência ao parênquima neural. Embora seja no endotélio dos capilares da retina que reside a barreira, as células gliais podem desempenhar um papel como intermediários metabólicos entre os capilares da retina e os neurônios da retina. Assim, as macromoléculas e os íons não se difundem passivamente para a retina a partir da circulação, mas estão associados ao transporte ativo seletivo para a retina.

A BHR externa é formada por junções firmes entre as células do EPR. O EPR que repousa sobre a membrana de Bruch subjacente separa a retina neural da coriocapilar fenestrada e desempenha um papel importante no transporte de nutrientes do sangue para a retina externa. Embora as junções celulares inter-EPR sejam importantes no controle do movimento paracelular de fluidos e moléculas entre a coroide e a retina, a distribuição polarizada de proteínas de membrana no EPR também é importante. O EPR desempenha um papel ativo no fornecimento de glicose aos fotorreceptores e também retinol que é necessário para a síntese do pigmento visual. Os receptores que existem nas membranas celulares basais e laterais do EPR para nutrientes devem ser transportados para a retina externa.

Embora a retina seja protegida pelos CEVR internos (células do endotélio vascular da retina) e externos (EPR), *in vivo*, provavelmente ocorre algum vazamento. Muito provavelmente, esse vazamento de proteína é ativamente transportado através do EPR para a coroide e/ou removido pelo canal de Schlemm. As proteínas coroides saem do olho através de canais emissários (aberturas na esclera para vasos e nervos) ou através da esclera, provavelmente facilitadas pela pressão tecidual relativamente alta do olho (PIO).

Figura 25: Barreira hemato-retiniana

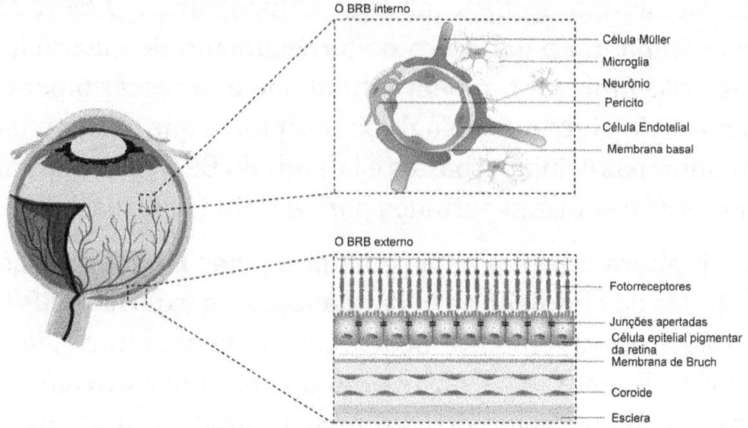

Fonte: https://mednexus.org/doi/full/10.1097/CM9.0000000000001015

Estrutura da barreira hemato-retiniana (BHR). A BHR interna compreende células endoteliais vasculares, pericitos, células gliais e neurônios. A BHR externa é formado por interações da coroide, membrana de Bruch e epitélio pigmentar da retina.

13.2 BARREIRA HEMATOLABIRÍNTICA

A barreira sangue-endolinfa ou hematolabiríntica (BHL) é vista na estria vascular. As funções dessa barreira dependem da integridade da estria vascular e do ligamento espiral (como a estria vascular, a membrana de Reissner e o limbo espiral secretam endolinfa) e também da integridade da proeminência espiral da endolinfa, sulco externo, saco endolinfático, que absorvem a endolinfa.

As substâncias transportadas para o labirinto podem envolver difusão simples, ultrafiltração, osmose, lipossolubilidade, afinidade tecidual especial e atividades metabólicas dos tecidos da orelha interna. Na estria vascular, estruturas de barreira da endolinfa constituídas de junções apertadas de células marginais e barreiras perilinfáticas de junções apertadas de células basais. O espaço entre as duas barreiras é chamado de espaço vascular, que é ainda selado por junções estreitas de células fusiformes na junção da estria vascular e da membrana vestibular, bem como na proeminência espiral. Há um grande número de melanócitos semelhantes a macrófagos residentes perivasculares (PVM/Ms), células perivasculares e macrófagos semelhantes a melanócitos. A base fisiológica e morfológica da estria vascular, denominada "dissociação em sanduíche", é composta por uma densa rede capilar, indicando que células endoteliais, pericitos circundantes, dentre outros elementos, inclusive moleculares, participam na formação da barreira sangue-endolinfa, que impede que alguns materiais no sangue entrem na endolinfa enquanto permite que outros passem. A permeabilidade dessa barreira, no entanto, é muito fraca em condições fisiológicas.

A organização ultraestrutural da barreira labiríntica sanguínea localizada no órgão vestibular humano, a mácula utricular, a partir de análise por microscopia eletrônica de transmissão de capilares localizados no estroma utricular humano normal mostra células endoteliais vasculares com poucas vesículas pinocitóticas, recobertas por uma membrana basal lisa e uniforme circundada por pericitos. Análises de espécimes da doença de Ménière revelam alterações patológicas ultraestruturais diferenciais nos elementos celulares da microvasculatura. Com degeneração moderada da BHL, há numerosas vesículas dentro das células endoteliais vasculares (VECs), com aumento do número na face abluminal, desprendimento do processo pericito e ruptura da membrana basal perivascular que envolve os VECs. Com degeneração grave do BHL, existe vacuolização grave ou franca necrose aparente de VECs e perda de organelas subcelulares. Uma maior gravidade das alterações degenerativas da BHL é associada a um maior grau de espessamento da membrana basal e alterações edematosas no estroma vestibular.

Figura 26: Barreira hematolabiríntica

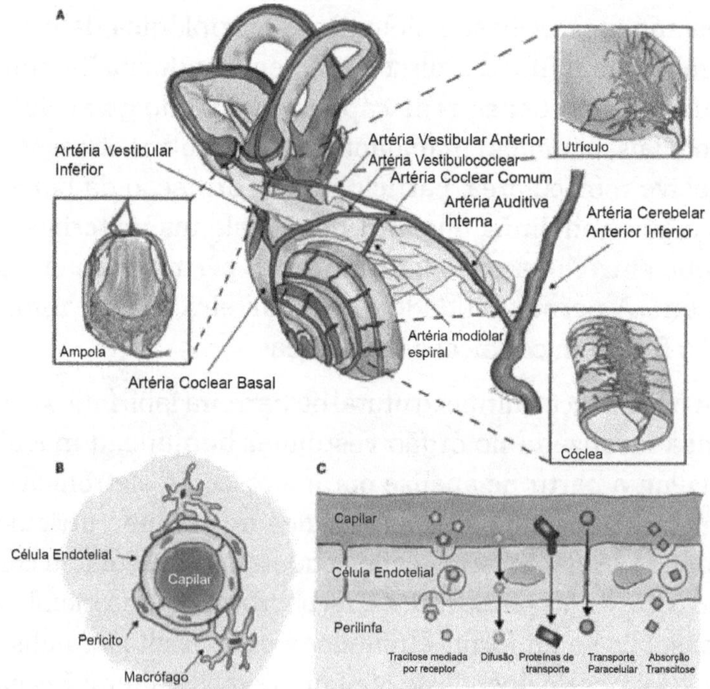

Fonte: https://www.researchgate.net/figure/Schematic-showing-the-components-of-the-blood-labyrinth-barrier-A-Blood-supply-to_fig1_351718203/

actions#reference

Esquema mostrando os componentes da barreira hematolabiríntica. (A) O suprimento de sangue para o labirinto é mostrado, com inserções mostrando leitos capilares próximos ao epitélio sensorial das ampolas, órgãos otoconiais e cóclea. (B) Os capilares da barreira hematolabiríntica incluem células endoteliais com junções apertadas, cercadas por pericitos e macrófagos residentes que regulam a permeabilidade. (C) São mostrados exemplos de mecanismos hipotéticos pelos quais as moléculas podem transitar através da barreira.

13.3 INOVAÇÕES NOS TECIDOS DE BARREIRA: A BARREIRA HEMATO-OLFATÓRIA

Recentemente os cientistas identificaram uma barreira anteriormente desconhecida que separa a corrente sanguínea das células olfativas nas vias aéreas superiores de camundongos, provavelmente como uma forma de proteger o cérebro. Mas essa barreira também acaba afastando algumas das moléculas maiores do sistema imunológico do corpo, e isso pode influenciar na eficácia das vacinas.

Faz sentido ter uma barreira protetora para as células olfativas que revestem o nariz, porque elas oferecem um caminho direto para o bulbo olfativo do cérebro, tornando-as efetivamente extensões do próprio cérebro.

No entanto, a nova barreira, denominada barreira hemato-olfatória BHO ou a barreira sangue-olfatória, (BOB em inglês), também pode dificultar que as vacinas contra vírus respiratórios sejam mais eficazes, impedindo que esses anticorpos cheguem à mucosa da superfície do nariz, a primeira barreira que um vírus encontra.

Quando o vírus da estomatite vesicular, ou VSV, conhecido por penetrar no sistema nervoso central, uma vez inalado, infecta prontamente as células sensoriais olfativas e se replica rapidamente, atingindo o bulbo olfativo do cérebro em um dia. Embora possa levar à paralisia e morte, geralmente é eliminado por uma resposta de células T.

O VSV é excelente para infectar neurônios sensoriais olfativos e, quando consegue fazer isso, entra no cérebro. Mesmo se o indivíduo tiver anticorpos em circulação, a barreira hemato-olfativa impede que esses anticorpos alcancem a superfície das vias aéreas e o VSV entrará no cérebro.

Cientistas queriam entender melhor como uma infecção anterior poderia fornecer proteção contra infecções subsequentes. O que eles descobriram foi que, embora a BHO impedisse a proteção de anticorpos circulantes, ela permite que as células plasmáticas secretoras de anticorpos entrem nos tecidos olfativos e produzam localmente anticorpos neutralizantes.

Os pesquisadores não estavam analisando essa questão por causa do COVID, mas o vírus SARS-CoV-2 é conhecido por infectar células olfativas e causar perda de olfato em muitos indivíduos infectados. Eles acreditam que essa nova barreira pode explicar parcialmente não apenas a prevalência das chamadas infecções inovadoras, mas também porque essas infecções são muito mais frequentemente associadas à perda do olfato do que aos sintomas pulmonares.

A razão pela qual as infecções por COVID geralmente permanecem nas vias aéreas superiores e menos comumente atingem os pulmões de pessoas vacinadas pode envolver essa lacuna na proteção imunológica.

A pessoa pode ter uma situação em que tem anticorpos perfeitamente bons (quantitativamente) em circulação, como resposta a uma vacinação contra COVID, mas esses anticorpos são impedidos de atingir as células olfativas. O indivíduo estaria protegido contra doenças pulmonares graves, o que é ótimo, mas a pessoa ainda poderia ter esses eventos de replicação acontecendo no epitélio olfatório porque o anticorpo sistêmico não chega lá. Isso é obviamente desagradável para o indivíduo e pode contribuir para a disseminação contínua da comunidade.

A descoberta também aproxima de outra questão interessante, a de que como é que uma infecção pode levar células B secretoras de anticorpos para os tecidos, mas muitas imunizações não conseguem fazer isso.

As vacinas criam células secretoras de anticorpos que produzem anticorpos e fornecem um bom título de anticorpos no sangue, mas essas células não necessariamente entram e protegem esses tecidos. Os anticorpos que estão em circulação não chegam à superfície olfativa, onde podem proteger contra a infecção viral.

Entender como o sistema imunológico sabe a diferença entre uma infecção e uma vacinação pode levar a vacinas mais eficazes. O que o indivíduo precisa é de células produtoras de anticorpos que passem pela BHO e, em seguida, se acomodem nesses tecidos e produzam anticorpos localmente.

Em seguida, os pesquisadores precisam entender melhor do que é efetivamente constituída a BHO, para que possam melhor investiga-la em outros animais e humanos.

É uma área relativamente pequena e pode ser tecnicamente difícil de analisar em humanos. Acredita-se que se for possível efetivamente entender o que constitui a BHO, quais fatores a mantêm e todos esses tipos de coisas no camundongo, por exemplo, será um pouco mais fácil tentar transferir esse conhecimento e procurá-lo no tecido humano.

Figura 27: Possível estrutura da barreira hemato-olfatória

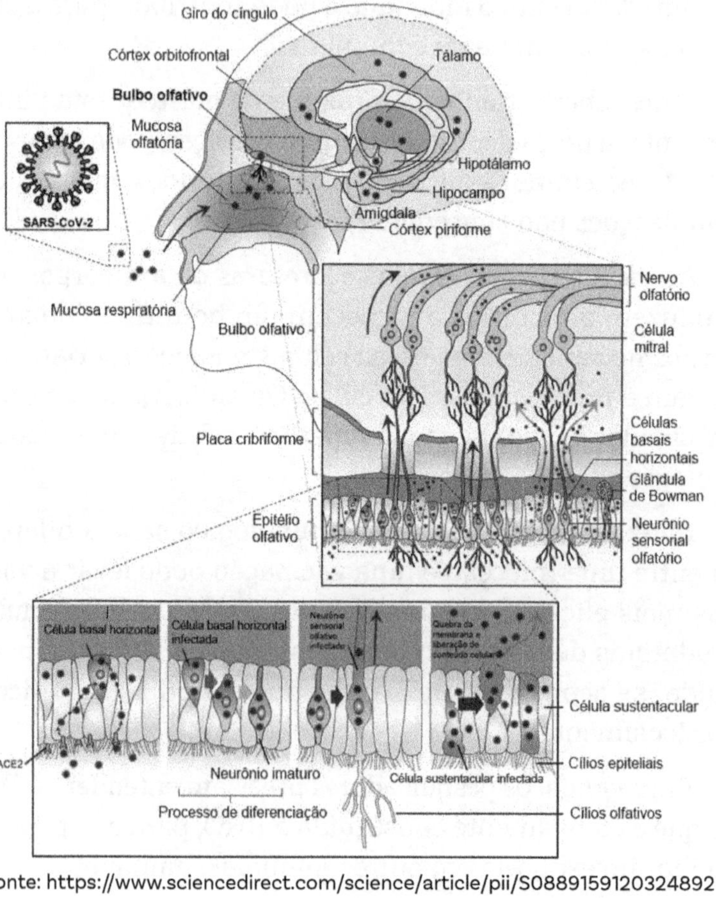

Fonte: https://www.sciencedirect.com/science/article/pii/S0889159120324892

Na figura acima, observam-se os mecanismos propostos para uma infecção do SNC mediada pelo nervo olfatório. O SARS-CoV-2 infecta o epitélio olfatório por meio do receptor ACE2. O epitélio olfativo envolve o receptor ACE2 contendo células basais horizontais. As células basais horizontais humanas expressam ACE2, enquanto em camundongos demonstraram expressar NRP1, sugerindo que podem ser infectadas por SARS-CoV-2. Células basais horizontais também podem amadurecer em neurônios olfativos. É proposto que as células basais horizontais infectadas amadureçam em neurônios olfativos infectados com SARS-CoV-2. Esses neurônios olfativos infectados compartilham uma conexão sináptica com neurônios no bulbo olfatório (OB). Isso permite a disseminação viral da periferia para o SNC. O OB tem muitas conexões em todo o cérebro. Isso permite o rápido trânsito viral para muitas áreas do cérebro. Alternativamente, as células epiteliais olfatórias infectadas liberam SARS-CoV-2 na placa cribiforme. A alta concentração de células combinada com trauma localizado (células danificadas por infecção e espirros frequentes) resulta em partículas virais sendo empurradas através da placa cribriforme. O vírus pode então infectar células locais (células mitrais/bulbo olfatório) ou migrar e causar infecção em outro lugar.

CAPÍTULO 14

SISTEMA VENTRICULAR

O sistema ventricular é a rede interconectada de cavidades cheias de líquido dentro do cérebro, compreendendo dois ventrículos laterais, o terceiro ventrículo e o quarto ventrículo. Os ventrículos contêm líquido cefalorraquidiano (LCR), que é produzido pelo plexo coroide dentro dos ventrículos. Os ventrículos são estruturas que produzem líquido cefalorraquidiano e o transportam pela cavidade craniana. Eles são revestidos por células ependimárias, que formam uma estrutura chamada plexo coroide. É dentro do plexo coroide que o LCR é produzido. Embriologicamente, o sistema ventricular é derivado do lúmen do tubo neural. Ao total, existem quatro ventrículos; ventrículos laterais direito e esquerdo, terceiro ventrículo e quarto ventrículo.

Os ventrículos do cérebro são uma rede comunicante de cavidades preenchidas com o LCR e localizadas dentro do parênquima cerebral. O sistema ventricular é composto por 2 ventrículos laterais, o terceiro ventrículo, o aqueduto cerebral e o quarto ventrículo. Os plexos coroides localizados nos ventrículos produzem o LCR, que preenche os ventrículos e o espaço subaracnóideo, seguindo um ciclo de produção e reabsorção constante.

Os quatro ventrículos cerebrais principais incluem os dois ventrículos laterais, o aqueduto cerebral e o terceiro e o quarto ventrículos. O aqueduto cerebral pode ser descrito dentro da descrição e função do quarto ventrículo. Cada ventrículo tem funções e papéis específicos, sendo a função primária a produção e reabsorção de LCR.

Os Ventrículos Laterais estão localizados nos hemisférios esquerdo e direito do córtex cerebral, ou cérebro. Os dois ventrículos têm saliências (às vezes chamadas de "chifres") que se estendem até três dos principais lobos corticais, ou seja, os lobos frontal, occipital e temporal do cérebro.

O terceiro ventrículo está conectado aos dois ventrículos laterais através do forame de Monro, que permite o intercâmbio de LCR. O tálamo envolve o terceiro ventrículo e também contém duas extensões principais, ou seja, o recesso supraóptico e o recesso infundibular, localizados anteriormente ao quiasma óptico e ao pedúnculo, respectivamente.

O quarto ventrículo e o aqueduto cerebral representarem a parte mais posterior do sistema ventricular, o quarto ventrículo recebe o restante do líquido cefalorraquidiano por meio do aqueduto cerebral. Devido à sua posição posterior, o quarto ventrículo também se encontra entre o bulbo e a ponte. Após o quarto ventrículo, o LCR restante finalmente segue por duas rotas distintas: o canal medular central, responsável pelo fluxo de LCR para a medula espinhal, e as cisternas subaracnóideas, que enviam o LCR para o cérebro.

14.1 UMA VISÃO INTEGRADA DO SISTEMA VENTRICULAR EM RELAÇÃO AO SISTEMA NERVOSO.

O LCR é um líquido claro e incolor que ocupa o sistema ventricular, os espaços subaracnóideos cerebrais e espinhais e os espaços perivasculares no SNC. O fluido é uma mistura de água, proteínas em baixas concentrações, íons, neurotransmissores e glicose que se renova três a quatro vezes ao dia. Várias teorias foram propostas para explicar como o LCR é produzido. A teoria clássica afirma que os plexos coroides são as fontes primárias de produção de LCR. Os plexos coroides se desenvolvem a partir do epêndima que se projeta da pia-máter para os ventrículos lateral, terceiro e quarto. Os plexos consistem em uma única camada de células epiteliais que residem em uma membrana basal, tecido conjuntivo e capilares fenestrados. As células epiteliais são conectadas por junções apertadas tornando a camada epitelial relativamente apertada, enquanto os capilares fenestrados subjacentes são relativamente permeáveis. Isso permite a passagem de compostos do sangue para as células epiteliais. A produção de LCR depende do movimento transcelular de Na^+ conduzido principalmente pela Na^+/K^+-ATPase expressa na membrana luminal voltada para o LCR. O movimento de Na^+ é acompanhado por Cl^- e HCO_3^-, bem como pela água que segue o gradiente de soluto. O transporte de água é distribuído do sistema sanguíneo para o sistema ventricular através dos canais de água da aquaporina-1 (AQP1). O LCR não é, portanto, simplesmente um ultrafiltrado do sangue, mas um produto de um transporte de íons fortemente regulado que gera gradientes osmóticos e transporte de água. Acredita-se que a produção de LCR pelos plexos coroides seja relativamente constante; no entanto, a secreção de LCR varia ao longo do dia com uma produção média de 650 ml e produção máxima após a meia-noite. A teoria clássica da produção de LCR foi desafiada por descobertas em camundongos knockout AQP1, demonstrando que a permeabilidade à água através do plexo coroide é reduzida em 85%, enquanto a secreção de LCR é reduzida apenas em 35%, sugerindo outros meios de transporte de água através do epitélio. Acredita-se geralmente que os plexos coroides são os principais locais de produção de LCR com contribuição de locais extracoroidais; no entanto, foi proposto que os locais extracoroides são os principais locais de produção de LCR com contribuição dos plexos coroides. O LCR é constantemente sintetizado, absorvido e circulado nos ventrículos e ao redor da superfície do cérebro e da medula espinhal. Existem quatro funções do LCR no sistema nervoso humano. A função mais óbvia do LCR é fornecer suporte físico e flutuabilidade para o cérebro. Essa estrutura amortecedora a base de água também é protetora, porque o volume do LCR flutua reciprocamente com as mudanças no volume sanguíneo intracraniano para contribuir para uma pressão intracraniana segura. Como o cérebro é desprovido de sistema linfático, os subprodutos do metabolismo são removidos principalmente pela circulação capilar ou diretamente por transferência através do LCR. A via direta do LCR é particularmente importante quando quantidades aumentadas de ácido lático são produzidas no cérebro. De fato, o LCR funciona para regular o ambiente químico do cérebro.

A barreira entre o sangue e o LCR ventricular está localizada nos plexos coroides. Na interface entre dois fluidos circulantes, essas estruturas semelhantes a véus ricamente vascularizadas exibem uma morfologia peculiar explicada por sua origem de desenvolvimento e cumprem várias funções essenciais para a homeostase do SNC. Eles formam uma barreira neuroprotetora impedindo o acúmulo de compostos nocivos no LCR e no cérebro, e secretam LCR, que participa da manutenção de um ambiente interno estável do SNC.

14.2 DETALHANDO A ORGANIZAÇÃO DO SISTEMA VENTRICULAR

A circulação do LCR desempenha um papel importante na transmissão do volume dentro do cérebro adulto e em desenvolvimento, e os compartimentos do LCR são fundamentais para a vigilância imunológica do SNC. Nesses contextos, os plexos coroides são uma fonte importante de moléculas biologicamente ativas envolvidas no desenvolvimento cerebral, proliferação e diferenciação de células-tronco e reparo cerebral. Ao detectar alterações fisiológicas na homeostase cerebral e insultos periféricos ou centrais, como inflamação, eles também atuam como sentinelas para o SNC. Finalmente, seu papel no controle do tráfego de células imunes entre o sangue e o LCR confere aos plexos coroides uma função na regulação neuroimune e os implica na neuroinflamação. Os plexos coroides, portanto, merecem mais atenção ao investigar a fisiopatologia das doenças do SNC e comorbidades relacionadas.

O plexo coroide nos quatro ventrículos produz o LCR, que é circulado através do sistema ventricular e então entra no espaço subaracnóideo através das aberturas mediana e lateral. O LCR é então reabsorvido no sangue nas granulações aracnóideas, onde a membrana aracnoide emerge nos seios durais. À medida que o telencéfalo aumenta e cresce na cavidade craniana, ele é limitado pelo espaço dentro do crânio. O telencéfalo é a região mais anterior do que era o tubo neural, mas não pode crescer além do limite do osso frontal do crânio. Como o cérebro se encaixa nesse espaço, ele assume uma formação em forma de C, passando pelas regiões frontal, parietal, occipital e, finalmente, temporal. O espaço dentro do telencéfalo é esticado nessa mesma forma de C. Os dois ventrículos estão nos lados esquerdo e direito e já foram chamados de primeiro e segundo ventrículos. Os forames interventriculares conectam a região frontal dos ventrículos laterais com o terceiro ventrículo, portanto, o fluido se moverá do ventrículo lateral para o terceiro e depois para o quarto ventrículo. Do quarto ventrículo, o líquido sai para o espaço subaracnóideo e/ou canal central da medula espinhal através dos dois forames laterais de Luschka e do forame medial de Magendie. O LCR é drenado para o seio venoso sagital superior através das vilosidades aracnóideas, pequenas saliências de matéria aracnoide no seio venoso. Fisiologicamente, a pressão do LCR dentro do espaço subaracnóideo é maior do que dentro do seio venoso. Deste modo, o LCR drenará para os seios venosos. Curiosamente, isso é obtido por meio da criação de vacúolos gigantes contendo LCR nas células aracnoides.

O LCR é renovado cerca de quatro vezes a cada 24 horas. A redução da taxa de renovação do LCR durante o envelhecimento leva ao acúmulo de catabólitos no cérebro e no LCR que também são observados em certas doenças neurodegenerativas. O espaço do LCR é um sistema de pressão dinâmico. A pressão liquórica determina a pressão intracraniana com valores fisiológicos variando entre 3 e 4 mmHg antes de um ano de idade e entre 10 e 15 mmHg em adultos. Além de sua função de proteção hidromecânica do sistema nervoso central, o LCR também desempenha um papel proeminente no desenvolvimento cerebral e na regulação da homeostase do fluido intersticial cerebral, que influencia o funcionamento neuronal.

O plexo coroide do ventrículo lateral é suprido pelas artérias coroides anterior e posterior, que são ramos da artéria carótida interna e da artéria cerebral posterior, respectivamente. As artérias coroides posteriores suprem o plexo coroide do terceiro ventrículo. As artérias cerebelares anteriores e posteriores suprem o plexo coroide do quarto ventrículo. A circulação do LCR dos locais de secreção para os locais de absorção depende em grande parte da onda de pulso arterial. Fatores adicionais como ondas respiratórias, postura do indivíduo, pressão venosa jugular e esforço físico também modulam a dinâmica e a pressão do fluxo liquórico. As vilosidades aracnóideas cranianas e espinhais foram consideradas por muito tempo como os locais predominantes de absorção do LCR no sistema de fluxo venoso. Dados experimentais sugerem que as bainhas dos nervos cranianos e espinhais, a placa cribiforme e a adventícia das artérias cerebrais constituem vias substanciais de drenagem do LCR para o sistema de fluxo linfático. O LCR protege hidromecanicamente o neuroeixo. O LCR desempenha um papel importante na regulação do líquido intersticial cerebral e do ambiente neuronal, organizando a circulação de moléculas ativas, o equilíbrio eletrolítico e a eliminação de catabólitos. Via LCR, os produtos da secreção do plexo coroide são transportados para seus locais de ação. A atividade de certas regiões do cérebro é modulada pela impregnação dessa maneira. No entanto, mudanças mais rápidas de atividades acontecem via transmissão sináptica.

Figura 28: Sistema Ventricular

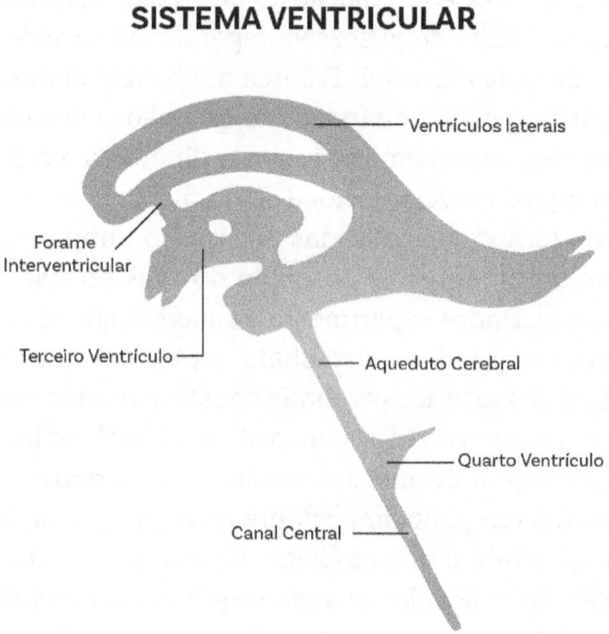

Fonte: Editora Freitas Bastos

Observa-se que o sistema ventricular é constituído pelos ventrículos laterais o quais se comunicam pelo forame interventricular e que na altura da comissura anterior comunicam-se com o terceiro ventrículo, localizado no diencéfalo. O terceiro ventrículo se comunica com o quarto ventrículo a partir do aqueduto cerebral. Do quarto ventrículo segue a comunicação com o canal central localizado ao centro da medula espinal.

Figura 29: Hidrocefalia

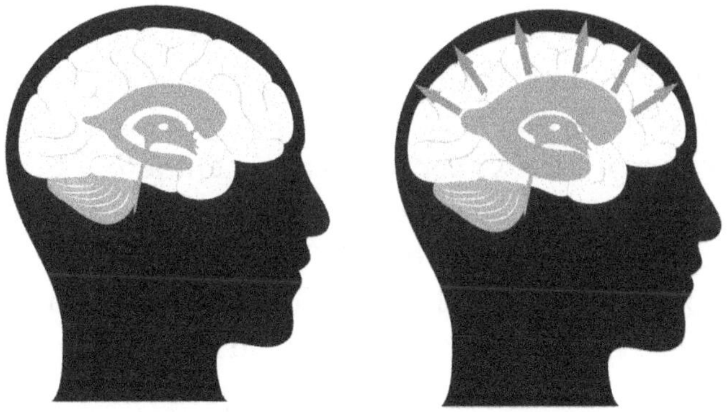

https://www.freepik.com/premium-vector/hydrocephalus-shunt-concept-pressure-brain-medical-flat-vector-illustration_18692400.htm#query=hydrocephalus%20 shunt&position=5&from_view=search&track=ais

Shunt (desvio) de hidrocefalia na cabeça da criança. Observe a pressão elevada no cérebro com a expansão ventricular, quanto á alteração da anatomia do sistema ventricular. Destacam-se os ventrículos cerebrais e o líquido cefalorraquidiano em silhueta de criança, comparando-se o sistema ventricular em uma criança saudável com uma criança com hidrocefalia.

14.3 UM FOCO NA HISTOLOGIA E NA EMBRIOLOGIA DO SISTEMA VENTRICULAR COM CONSIDERAÇÕES CLÍNICAS

O sistema ventricular do cérebro é revestido por um tipo especial de células chamadas ependimócitos (ependima).

É um epitélio cúbico ou colunar derivado do neuroepitélio. O plexo coroide é um tufo de capilares permeáveis em uma matriz de tecido conjuntivo e é responsável pela produção de LCR e fica logo abaixo da camada ependimária. Uma camada de células gliais subependimárias está presente abaixo do epêndima. Essas células se interligam com os prolongamentos astrócitos e formam uma junção apertada chamada barreira hematoencefálica. No entanto, existem áreas específicas que não possuem essa barreira, chamadas de órgãos circunventriculares (CVOs). Possuem capilares fenestrados com permeabilidade muito alta e têm funções sensoriais e secretoras. Estes são a glândula pineal, a eminência mediana, a neuro-hipófise, os órgãos subcomissurais, o órgão subfornical, a área postrema e o órgão vasculoso da lâmina terminal.

O batimento dos cílios é crítico para o movimento do LCR. Assim, o movimento ciliar deve ser orientado no neuroeixo anteroposterior. Uma implicação disso foi observada em uma condição chamada discinesia ciliar primária. A incidência de hidrocefalia é alta em modelos de camundongos com discinesia ciliar primária em comparação com humanos. Isso fornece informações sobre os mecanismos genéticos que regulam a suscetibilidade à hidrocefalia na disfunção ciliar do epêndima.

O plexo coroide (PC) é a estrutura intraventricular derivada do epêndima da linha média do cérebro que gera 80% do LCR, sendo o epêndima responsável pelo restante. O PC secreta fatores que mantêm as células-tronco da zona ventricular enquanto monitora a composição do LCR. O termo "plexo coroide" passou a ser aplicado a um órgão inteiro compreendendo vários tipos de células (epitélio, estroma, glia, vasculatura). O PC compartilha sua origem com as células da crista neural. Em perspectiva comparativa, é um marco útil para os ventrículos cerebrais. O sistema ventricular começa com o fechamento das pregas neurais para formar o tubo neural, deixando um lúmen dentro de um cilindro. Na medula espinhal, esse lúmen torna-se o canal central. O cérebro inicialmente forma três vesículas: o prosencéfalo, o mesencéfalo e o rombencéfalo. O terceiro ventrículo é a porção diencefálica ou caudal da vesícula rostral primitiva e, após clivagem para formar uma fissura inter-hemisférica e dois hemisférios cerebrais, os ventrículos laterais são contínuos com ela; esta conexão torna-se mais estreita com o crescimento do tecido para se tornar o forame de Monro. Antes do início da flexura telencefálica, os ventrículos laterais telencefálicos são cavidades retas e simples. Com a flexão do telencéfalo, o polo posterior do ventrículo lateral primitivo torna-se o corno temporal. O corno occipital se forma posteriormente, como a parte mais nova do sistema ventricular e, portanto, a mais variável. Os cornos occipitais são simétricos em apenas 25% dos indivíduos normais. Extensões transitórias dos ventrículos laterais rostrais para os bulbos olfatórios são observadas no final do primeiro e início do segundo trimestre, mas tornam-se obliteradas e, às vezes, deixam restos residuais de células ependimárias. O aqueduto cerebral (de Sylvius) se forma pelo estreitamento do ventrículo mesencefálico, e suas extensões dorsais na placa tectal (futuros colículos) são transitórias e obliteradas com o crescimento do parênquima. O quarto ventrículo se forma com o crescimento dorsal dos lábios rômbicos de His e das velas membranosas anterior e posterior do cerebelo.

Qualquer distúrbio no fluxo livre do LCR através do sistema ventricular leva à hidrocefalia, na qual há acúmulo excessivo de líquido no cérebro. Isso leva ao alargamento anormal do ventrículo cerebral e elevação da pressão intracraniana. Os sintomas incluem vômitos, dores de cabeça, irritabilidade, visão turva, distúrbios da marcha, sonolência, entre outros. Em lactentes, o principal sinal é um rápido aumento da circunferência da cabeça. A hidrocefalia é uma condição caracterizada por um acúmulo anormal de LCR dentro dos ventrículos do cérebro. O LCR envolve o cérebro e a medula espinhal. Quando o caminho circulatório do LCR é bloqueado, o líquido começa a se acumular, fazendo com que os ventrículos aumentem e a pressão dentro da cabeça aumente, resultando em hidrocefalia.

A estenose aquedutal é uma das causas conhecidas de hidrocefalia e a causa mais comum de hidrocefalia congênita (presente no nascimento). Também pode ser adquirido durante a infância ou a idade adulta. Em alguns casos, isso ocorre devido à compressão de um tumor cerebral (como um tumor pineal) ao redor do aqueduto de Sylvius.

Um cisto coloide é um saco benigno cheio de líquido que surge na área do cérebro conhecida como terceiro ventrículo. Os tratamentos cirúrgicos comuns para cisto coloide são colocação de shunt, craniotomia e craniotomia endoscópica; em alguns casos, apenas a observação é necessária.

Preenchidos com um fluido proteico, esses crescimentos são considerados cistos, não "verdadeiros" tumores cerebrais. No entanto, eles ainda são classificados como tumores intraventriculares e podem causar sintomas que requerem intervenção. Geralmente, quando não há cisto, o líquido cefalorraquidiano circula pelo sistema ventricular do cérebro, nutrindo e amortecendo o cérebro e a medula espinhal. Os cistos coloides podem interferir na capacidade do corpo de manter o equilíbrio e a circulação adequados desse fluido.

A malformação ou síndrome de Dandy-Walker (DWM) é uma anomalia da fossa posterior caracterizada por agenesia ou hipoplasia do verme e aumento cístico do quarto ventrículo, causando deslocamento superior do tentório e da tórcula. A maioria dos pacientes apresenta hidrocefalia no momento do diagnóstico. DMW é a malformação da fossa posterior mais comum, e geralmente ocorre esporadicamente.

A malformação de Chiari é uma condição na qual o tecido cerebral se estende para o canal espinhal. Ocorre quando parte do crânio é deformada ou menor do que o normal, pressionando o cérebro e forçando-o para baixo. A malformação de Chiari é incomum, mas o aumento do uso de exames de imagem levou a diagnósticos mais frequentes. A malformação de Arnold Chiari, também conhecida como malformação de Chiari tipo II, faz parte de um grupo de malformações cerebrais que afetam o cerebelo. Nomeado após Hans Chiari e Julius Arnold, os patologistas que primeiro descreveram o grupo de malformações]. Essa condição quase sempre está associada à mielomeningocele, a forma mais grave de espinha bífida.

Figura 30: Localização do sistema ventricular

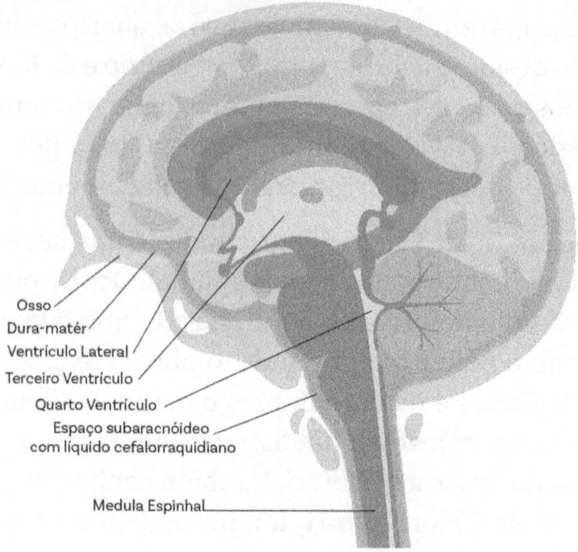

Fonte: Editora Freitas Bastos

Na imagem observa-se a anatomia do sistema ventricular, conjunto de cavidades comunicantes dentro do encéfalo. Destacam-se na ilustração a dura-máter, o espaço subaracnoide com o fluido cerebrospinal, os ventrículos laterais, o terceiro ventrículo, o quarto ventrículo e a medula espinal.

CAPÍTULO 15

VASCULARIZAÇÃO DO SISTEMA NERVOSO

O cérebro é suprido com sangue por dois pares de vasos, as artérias carótidas internas e as artérias vertebrais. A artéria carótida interna origina-se da artéria carótida comum e entra na fossa média da cavidade craniana através do canal carotídeo. Seu curso então segue uma série de curvas características, conhecidas como sifão carotídeo, após o que passa para frente através do seio cavernoso e depois para cima na face medial do processo clinoide anterior, alcançando a superfície do cérebro lateralmente ao quiasma óptico. Ao longo de seu trajeto, a artéria carótida interna dá origem a vários ramos pré-terminais.

As artérias hipofisárias surgem da seção intracavernosa da carótida interna para suprir a neuro-hipófise. Eles também formam o sistema portal pituitário de vasos por meio do qual os fatores de liberação são transportados do hipotálamo para a adeno-hipófise.

A artéria oftálmica passa para a órbita através do forame óptico. Supre as estruturas da órbita, os seios frontal e etmoidal, a parte frontal do couro cabeludo e o dorso do nariz.

A artéria coroide anterior supre o trato óptico, o plexo coroide do ventrículo lateral, o hipocampo e algumas das estruturas profundas do hemisfério, incluindo a cápsula interna e o globo pálido.

A artéria comunicante posterior passa para trás para se juntar à artéria cerebral posterior, formando assim parte do círculo de Willis.

Lateralmente ao quiasma óptico, a artéria carótida interna se divide em seus dois ramos terminais, as artérias cerebrais anterior e média. A artéria cerebral anterior segue medialmente, acima do nervo óptico, e depois passa para a grande fissura longitudinal, entre os lobos frontais dos hemisférios cerebrais. Ao fazê-lo, une-se ao vaso correspondente do lado oposto pela artéria comunicante anterior curta. Dentro da grande fissura longitudinal, a artéria cerebral anterior segue a curvatura dorsal do corpo caloso, ramificando-se sobre a superfície medial dos lobos frontal e parietal, que supre. O território suprido pela artéria cerebral anterior, portanto, inclui os córtices motor e sensitivo do membro inferior. Ramos terminais finos também se estendem para fora da grande fissura longitudinal para suprir uma estreita faixa lateral dos córtices frontal e parietal.

15.1 ASPECTOS ESPECÍFICOS DA VASCULATURA NO SISTEMA NERVOSO CENTRAL

O suprimento de sangue arterial para o cérebro é tradicionalmente dividido em uma porção anterior suprida pelas artérias carótidas internas pareadas e a porção posterior suprida pelas artérias vertebrais pareadas. As circulações arteriais anterior e posterior estão interligadas na base do cérebro através do círculo de Willis.

A artéria carótida interna origina-se da artéria carótida comum aproximadamente no nível do ângulo da mandíbula em humanos. Ele entra no crânio através do canal carotídeo anterior ao forame jugular, segue um curso relativamente padrão, mas tortuoso, através do osso temporal e do seio cavernoso e, a seguir, entra na dura-máter acima do seio, seguindo horizontalmente inferolateralmente ao nervo óptico. Nesse ponto, dá origem à artéria oftálmica e, pouco depois, à artéria coroide anterior e à artéria comunicante posterior. O primeiro fornece várias estruturas clinicamente relevantes, incluindo partes do tálamo, hipocampo, trato óptico e cápsula interna. Esta última, a artéria comunicante posterior, faz parte do círculo de Willis e conecta a circulação carótida interna anterior com a circulação vertebral posterior. Depois de gerar a artéria comunicante posterior, a carótida interna se bifurca em vasos principais que irrigam o cérebro: as artérias cerebrais anteriores (ACAs) e as artérias cerebrais médias (ACMs), respectivamente.

As ACAs bilaterais se conectam através da artéria comunicante anterior no polígono de Willis. Ambas as ACAs então correm ao longo da superfície medial do cérebro e suprem o corpo caloso e as porções mediais do córtex cerebral em seus respectivos lados, estendendo-se até e incluindo o giro pós-central. Assim, a oclusão da ACA resulta em danos (entre outras áreas) nas porções mediais dos córtices motor e sensorial primário, que correspondem às partes mais caudais do corpo humano, como pernas, tronco e ombros.

Enquanto a ACA fornece sangue para o córtex cerebral medial, a ACM fornece fluxo sanguíneo para quase toda a porção lateral do córtex. Após divergir da artéria carótida interna, a ACM mergulha profundamente na fissura silviana, onde supre a ínsula. Além disso, dentro da fissura silviana, a ACM emite pequenas artérias lentículo-estriadas que irrigam o tálamo e os gânglios da base. A ACM então emerge da fissura silviana e se divide em múltiplos ramos responsáveis por nutrir os componentes laterais dos lobos frontal, temporal e parietal. A oclusão da ACM secundária ao acidente vascular cerebral isquêmico geralmente resulta em déficits neurológicos devastadores. Além disso, em casos de perfusão globalmente diminuída, como observado durante parada cardíaca ou hipotensão prolongada, a zona limítrofe (divisor de águas) entre as áreas corticais supridas pelo ACA e pelo ACM tende a ser vulnerável a lesões precoces.

A circulação posterior surge das artérias vertebrais pareadas, cada uma das quais dá origem a uma artéria cerebelar posterior inferior (ACPI) antes de se unir em uma única artéria basilar no nível da junção entre o bulbo e a ponte. As ACPIs suprem a porção inferior do cerebelo, bem como o plexo coroide no quarto ventrículo e na medula lateral. A artéria basilar prossegue rostralmente e dá origem ao par de artérias cerebelares anteriores inferiores e artérias cerebelares superiores (ACSs). No nível do mesencéfalo, a artéria basilar se bifurca nas artérias cerebrais posteriores (ACPs), que suprem os lobos occipitais e porções dos lobos temporais. Além disso, as ACPs nutrem vários núcleos sensoriais talâmicos. Cada ACP é conectado à artéria carótida interna ipsilateral pela artéria comunicante posterior. Uma vez que o ACP supre as áreas do tálamo relacionadas com a sensação e as áreas corticais dedicadas à visão, a oclusão da ACP geralmente resulta em perda sensorial e/ou visual no lado contralateral à lesão.

15.2 ANGIOGÊNESE DO SISTEMA NERVOSO

O desenvolvimento da vasculatura do sistema nervoso central começa durante a embriogênese, quando os angioblastos surgem no mesoderma da região da cabeça e formam um plexo vascular perineural por um processo denominado vasculogênese, diferenciação *in situ* das células endoteliais. Em pintos de 2 dias de idade e embriões de roedores com 9 dias de idade o plexo vascular perineural cobre toda a superfície do tubo neural, enquanto no humano, aparece aproximadamente na semana 8 do desenvolvimento embrionário. Brotos vasculares do plexo perineural invadem o neuroectoderma proliferante aos 4 e 11 dias de desenvolvimento embrionário em galinhas e roedores, respectivamente, e durante o terceiro mês de desenvolvimento fetal em humanos. O mecanismo pelo qual os novos vasos são formados a partir de vasos preexistentes é denominado angiogênese. Durante a angiogênese, vasos recém-formados invadem radialmente o tecido neuroectodérmico, alongam-se, dão origem a múltiplos ramos e, finalmente, anastomosam-se com brotos adjacentes para formar um plexo de capilares indiferenciados na zona ventricular do cérebro em desenvolvimento.

Mais tarde, as células endoteliais tornam-se revestidas com pés terminais astrocíticos, momento em que se forma um verdadeiro complexo capilar-astrocítico que se assemelha ao vaso maduro. A membrana basal torna-se reconhecível concomitantemente a esses eventos e parece mais desenvolvida nas regiões de contato endotelial-astrocítico mais próximo. Algumas evidências sugerem que a membrana basal se forma adjacente às membranas de cada tipo de célula e que essas membranas então coalescem ou se fundem. O investimento astrocitário das células endoteliais e a formação da membrana basal estão associados a reduções acentuadas na largura do espaço perivascular e na fração de células endoteliais cercadas por pericitos ou seus prolongamentos. Esses eventos de consolidação perivascular e formação da membrana basal são mais proeminentes desde o nascimento até as primeiras 3 a 4 semanas pós-natais em camundongos e ratos. Durante este período no camundongo, a espessura da parede do vaso diminui em 60%, e a membrana basal engrossa de níveis indetectáveis para 71 nm por critérios de microscopia eletrônica. A difusão paracelular diminui durante esses últimos estágios da formação do complexo capilar-astrocítico, formação da membrana basal, e consolidação perivascular. Os vasos sem barreira na área postrema não desenvolvem essas características diferenciadas.

Figura 31: Artérias do cérebro

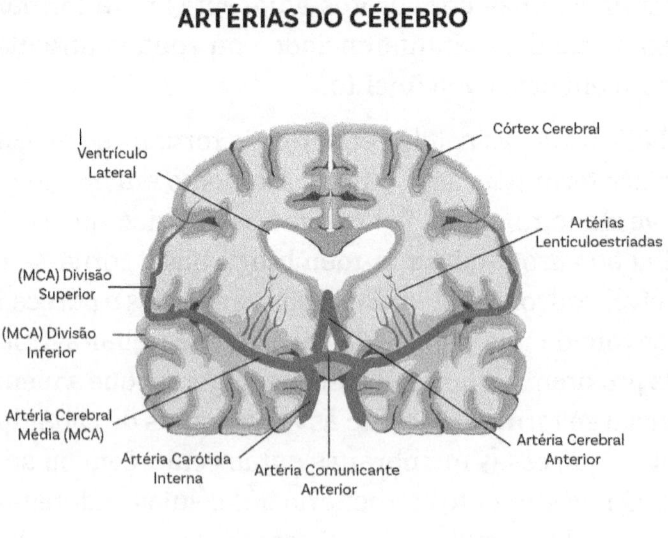

Fonte: Editora Freitas Bastos

Na imagem destacam-se a artéria cerebral média com as suas respectivas divisões superior e inferior, bem como a artéria cerebral e a artéria cerebral anterior. A artéria comunicante é observada entre os ramos da artéria cerebral média e abaixo se indica a artéria carótida interna.

Figura 32: Veias do cérebro

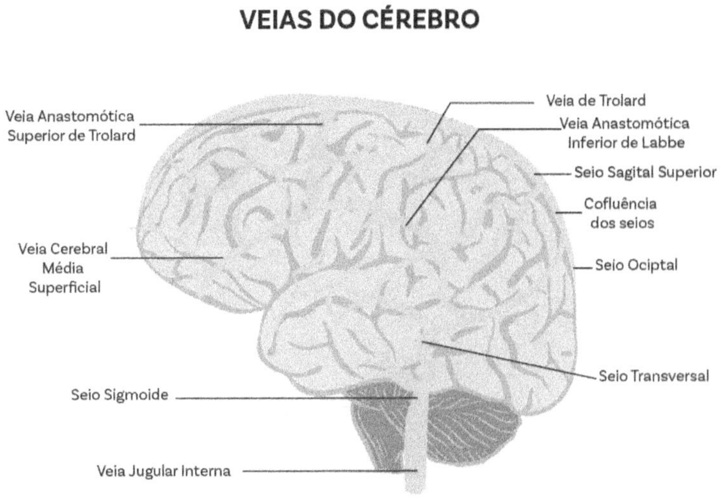

Fonte: Editora Freitas Bastos

Na imagem observam-se a veia de Trolard, a veia cerebral média superficial, a veia de Labbé, o seio sagital superior, a confluência dos seios, o seio occipital, o seio transverso, o seio sigmoide e a veia jugular interna.

Figura 33: Polígono de Willis

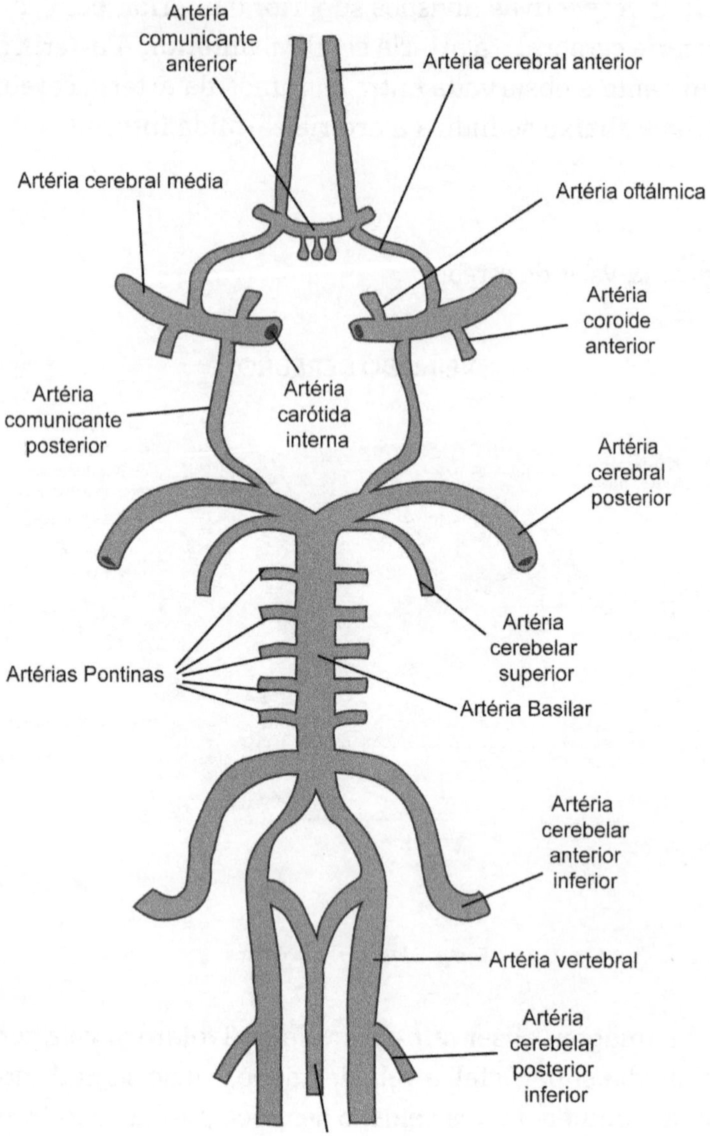

Fonte: Editora Freitas Bastos

Ilustração de vasos sanguíneos e circulação cerebral, com o círculo de Willis, onde se observa as artérias cerebrais anteriores, a artéria cerebral comunicante, as artérias cerebrais médias, a artéria carótida interna, as artérias comunicantes posteriores, as artérias cerebrais posteriores, a artéria basilar, as artérias vertebrais e a artéria espinal anterior.

REFERÊNCIAS

BEAR, M. F.; CONNORS, B. W; PARADISO, M. A. Neurociências – Desvendando o Sistema Nervoso. 4ª. Porto Alegre: Artmed, 2017.

BURKS, Susan M.; ROSAS-HERNANDEZ, Hector; RAMIREZ-LEE, Manuel Alejandro; CUEVAS, Elvis; TALPOS, John C. Can SARS-CoV-2 infect the central nervous system via the olfactory bulb or the blood-brain barrier? Brain, Behavior, and Immunity. Volume 95, July 2021, Pages 7-14.

COSENZA, R. M. Fundamentos de Neuroanatomia. 4ª. Rio de Janeiro: Guanabara Koogan, 2012.

FREDERIC H. MARTINI; WILLIAM C. OBER; EDWIN F. BARTHOLOMEW; JUDI L. NATH. Anatomia e fisiologia humana: uma abordagem visual. 7. ed. São Paulo: Pearson, 2014.

HALL, JOHN EDWARD; GUYTON, ARTHUR C. Guyton & Hall. Tratado de fisiologia médica. 13. ed. Rio de Janeiro: Elsevier, 2017.

JOTZ, Geraldo. Neuroanatomia Clínica e Funcional. 1. ed. Rio de Janeiro: Elsevier, 2017.

KAWAMOTO, E. E. Anatomia e Fisiologia para Enfermagem. Rio de Janeiro: Guanabara Koogan, 2016.

MACHADO, A. B. M.; HAERTEL, L. M. Neuroanatomia Funcional. 3ª. São Paulo: Atheneu, 2014.

MARTINEZ, Ana M.; ALLODI, Silvana; UZIEL. Neuroanatomia Essencial. 1. ed. Rio de Janeiro: Guanabara Koogan, 2014.

MENESES. M. S. Neuroanatomia Aplicada. 3ª. Rio de Janeiro: Guanabara Koogan, 2015.

MIGLIORI, REGINA. Neurociências e Educação. 1. ed. São Paulo: Brasil Sustentável, 2015.

MOORE, KEITH L. Anatomia orientada para a clínica. 8. ed. Rio de Janeiro: Guanabara Koogan, 2019.

MOURÃO J. R., CARLOS ALBERTO; ABRAMOV, DIMITRI MARQUES. Fisiologia Essencial. Rio de Janeiro: Guanabara Koogan, 2011.

PAULSEN, F.; WASCHKE, J. SOBOTTA. Anatomia Clínica. Rio de Janeiro: Guanabara Koogan, 2018.

REGO, ANA CRISTINA; DUARTE, CARLOS B.; OLIVEIRA, CATARINA R. Neurociências. 1. ed. Lisboa: Lidel, 2017.

SCHMIDT, A. G.; PROSDÓCIMI, F. C. Manual de Neuroanatomia Humana: Guia Prático. 1ª. São Paulo: Roca, 2017.

SHIMIDTNIELSEN, KNUT. Fisiologia Animal: Adaptação e Meio Ambiente. 5ª Ed. São Paulo: Santos, 2018.

SNELL, R. S. Neuroanatomia Clínica para Estudantes de Medicina. 5ª. Rio de Janeiro: Guanabara Koogan, 2003.

TORTORA, GJ e DERRICKSON, B. Princípios de Anatomia e Fisiologia. 14. ed. Rio de Janeiro: Guanabara Koogan, 2016.

WIDMAIER, E. P. Fisiologia Humana. Rio de Janeiro: Guanabara Koogan, 2017.

ZIERI, RODRIGO (org). Anatomia Humana. 1. São Paulo: Pearson Education, 2014.